AF500456

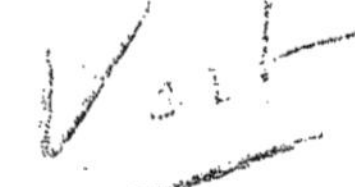

L'ŒUVRE MÉDICO-CHIRURGICAL

Dr CRITZMAN, Directeur

# Monographies Cliniques

SUR

# les Questions Nouvelles

en Médecine

en Chirurgie, en Biologie

N° 37

(publié le 1er avril 1904)

PATHOGÉNIE ET TRAITEMENT

# DES NÉVROSES INTESTINALES

(EN PARTICULIER DE LA « COLITE »

OU ENTÉRO-NÉVROSE MUCO-MEMBRANEUSE)



PAR

Le Dr Gaston LYON

ANCIEN CHEF DE CLINIQUE MÉDICALE DE LA FACULTÉ DE PARIS

PARIS

MASSON ET Cie, ÉDITEURS

LIBRAIRES DE L'ACADÉMIE DE MÉDECINE

120, BOULEVARD SAINT-GERMAIN (6e)

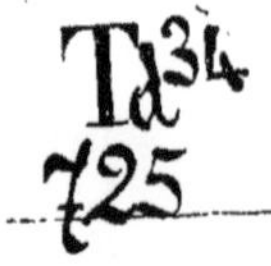

# CONDITIONS DE LA PUBLICATION

La science médicale réalise journellement des progrès
les questions et découvertes vieillissent pour ainsi dire
même de leur éclosion. Les traités de médecine et de chirurgie, quelque rapides que soient leurs différentes éditions, auront toujours grand'peine à se tenir au courant.

C'est pour obvier à ce grave inconvénient, auquel les journaux, à cause de leur devoir de donner les nouvelles médicales de toutes sortes et nullement coordonnées, ne sauraient remédier, que nous avons fondé, avec le concours des savants et des praticiens les plus autorisés, un recueil de Monographies destinées à pouvoir être ajoutées par le lecteur même aux traités de médecine et de chirurgie qu'il possède, les tenant ainsi au courant de toutes les innovations et de toutes les grandes découvertes médicales.

Nous tenant essentiellement sur le terrain pratique, nous essayons de donner à chaque problème une formule complète. La valeur et l'importance des questions sont examinées d'une manière critique, de façon à constituer un chapitre entier, digne de figurer dans le meilleur traité médico-chirurgical.

La *Médecine* proprement dite, la *Thérapeutique*, la *Chirurgie* et *toutes les spécialités médicales* sont représentées dans notre collection. Les Sciences naturelles n'y seront pas non plus négligées. La *Zoologie*, la *Microbiologie* avec la sérothérapie et les problèmes de l'immunité, la *Chimie biologique* et les toxines trouveront une large place dans cette publication.

Chaque question y est traitée, soit par celui dont l[...]
soulevée, soit par l'un des auteurs les plus compét[...]
homme de science, praticien ou simple étudiant, pourr[...]
sans perte de temps y étudier la question qui l'intéresse. On y trouvera réunies la presque totalité des grandes découvertes médicales traitées d'une manière classique. Par sa nature même, par son but, notre publication doit être et sera absolument éclectique. Elle ne dépendra d'aucune école.

---

*Les* Monographies *n'ont pas de périodicité régulière.*

*Nous publions, aussi souvent qu'il est nécessaire, des fascicules de 30 à 40 pages, dont chacun résume une question à l'ordre du jour, et cela de telle sorte qu'aucune ne puisse être omise au moment opportun.*

---

**Les Éditeurs acceptent des souscriptions payables par avance, pour une série de 10 monographies,** au prix de **10** francs pour la France et **12** francs pour l'étranger.

*Chaque Monographie est vendue séparément 1 fr. 25*

**Toutes les communications relatives à la Direction doiven[t être] adressées sous le couvert du Dr Critzman, 28, rue Greuze, 16e, [...]**

L'ŒUVRE MÉDICO-CHIRURGICAL

— N° 37 —

Dr CRITZMAN, Directeur

# PATHOGÉNIE ET TRAITEMENT
# DES NÉVROSES INTESTINALES
## (EN PARTICULIER DE LA « COLITE » OU ENTÉRO-NÉVROSE MUCO-MEMBRANEUSE)

PAR

Le Dr Gaston LYON

ANCIEN CHEF DE CLINIQUE MÉDICALE DE LA FACULTÉ DE PARIS

## AVANT-PROPOS

Dans une précédente monographie (*L'entéro-colite muco-membraneuse* par le Dr Gaston Lyon, n° 22 de l'*Œuvre médico-chirurgical*, Masson et Cie édit., 15 février 1900), nous avons esquissé une étude d'ensemble d'une affection qui occupe une place fort importante en clinique; nous avons décrit notamment ses symptômes, ses formes, son évolution si capricieuse.

Nous nous proposons aujourd'hui de compléter notre précédent travail en nous attachant spécialement à l'étude critique de sa pathogénie et en indiquant les modifications qu'il convient d'apporter au traitement classique, en tenant compte des indications pathogéniques.

Disons de suite que la conclusion de ce travail est en faveur de la nature exclusivement fonctionnelle du syndrome dénommé à tort « colite ou entéro-colite muco-membraneuse », car *cette dénomination implique l'idée d'un processus inflammatoire que personne n'a constaté.*

Ce syndrome n'est autre qu'une trophonévrose sécrétoire et motrice dont le point de départ doit être cherché dans une irritation du sympathique. Cette irritation, favorisée par une prédisposition spéciale des malades, tous neuro-arthritiques, reconnaît des causes efficientes locales qui ont une répercussion directe sur le sympathique abdominal et des causes générales qui interviennent par l'intermédiaire du système nerveux central. Parmi les causes locales il en est une sur laquelle nous insisterons particulièrement, en raison de son intérêt pratique, c'est l'influence de l'appendicite considérée, non comme une complication de la colite, mais au contraire comme une de ses causes efficientes les plus communes et les plus puissantes.

L'origine nerveuse réflexe ou directe de la colite a été entrevue par nombre de médecins; quelques-uns ont même cherché à rappeler cette origine en donnant à la colite une dénomination susceptible d'en spécifier la nature. Leyden la range parmi les névroses sécrétoires; Vanni la désigne sous le nom de mio-angio-névrose intestinale; Nothnagel admet aussi qu'il s'agit d'une névrose; toutefois il entretient encore une certaine confusion en distinguant deux variétés de colite : l'une, la colite muqueuse ou muco-membraneuse proprement dite, où il n'existe pas de processus inflammatoire, ... « welche mit einem entzündlichen Vorgang nichts zu thun hat... »; l'autre à tableau clinique plus ou moins semblable (?) avec un substratum inflammatoire, « ... mit eine wirklich enteritische Grundlage... » A l'une il réserve le nom de colique muqueuse (Schleim Kolik, colica mucosa); à l'autre celui de catarrhe intestinal membraneux (membranöser Darm Katarrh, enteritis membranacea). Cette dualité est également admise par Boas.

Cette confusion est regrettable à tous égards; elle rapproche indûment les entérites vraies avec production de glaires, de mucosités (signe banal de toute irritation intestinale), du syndrome nerveux si spécial par son origine et ses symptômes que l'on dénomme habituellement en France colite muco-membraneuse.

Pour dissiper définitivement toute équivoque, nous proposons de substituer à l'expression de colite celle plus compréhensible d'*entéro-névrose muco-membraneuse* qui rappelle nettement son origine et sa nature.

L'adoption définitive de la théorie nerveuse nous a conduit à proposer un traitement qui, par certains côtés, diffère du traitement classique et s'inspire plus étroitement de l'étude des causes. *Le traitement doit viser avant tout la suppression des causes efficientes, soit locales, soit générales.* Il doit être complété par un traitement général s'adressant au terrain neuro-arthritique et par un traitement local s'adressant surtout aux troubles de l'innervation du sympathique. Jusqu'ici on s'appliquait exclusivement à combattre la constipation, à modifier l'état de la muqueuse intestinale; il faudra désormais chercher à agir directement sur le sympathique; on est d'ailleurs entré dans cette voie en utilisant les ressources fournies par divers moyens physiques tels que le massage, l'électricité, l'hydrothérapie, etc., qui, par des mécanismes différents, concourent au même but. Nous insisterons sur le traitement électrique qui, d'après notre expérience personnelle récente, nous paraît appelé à jouer un rôle des plus importants dans la thérapeutique de l'entéro-névrose.

L'entéro-névrose muco-membraneuse ne résume pas toutes les névroses intestinales; dans un court préambule nous rappellerons l'état actuel de nos connaissances sur les troubles nerveux intestinaux considérés en général.

# I

## CONSIDÉRATIONS GÉNÉRALES SUR LES NÉVROSES INTESTINALES ET LEUR TRAITEMENT

La littérature médicale est pauvre en travaux sur les névroses intestinales; on ne peut guère citer dans ces dernières années que les publications de MM. André, Cherchewski, Nothnagel. On sait combien l'intestin est riche en nerfs moteurs, sensitifs, vaso-moteurs et sécrétoires; on sait que dans l'épaisseur même de ses parois s'épanouissent des plexus nerveux (plexus d'Auerbach, de Meissner); il n'est pas douteux que filets et plexus nerveux ne jouent un rôle important dans la pathologie intestinale, mais jusqu'ici on n'a pu que déduire hypothétiquement leur influence des diverses manifestations morbides constatées chez les malades; l'anatomie, la physiologie pathologiques sont impuissantes à nous donner la clef des relations nerveuses de l'intestin. Mentionnons le travail récent de M. Laignel-Lavestine qui a essayé de réaliser par diverses lésions du plexus solaire des réactions nerveuses expérimentales.

On peut classer, un peu schématiquement, les troubles intestinaux d'origine nerveuse en :

Troubles moteurs, sensitifs, vaso-moteurs, sécrétoires et trophiques.

**Troubles moteurs.** — Nothnagel dénomme certains d'entre eux « Peristaltische Unruhe », c'est-à-dire *agitation péristaltique*. Certains sujets éprouvent, à différents moments, des sensations plus ou moins pénibles, causées par des ondulations apparentes des anses intestinales. Ces mouvements péristaltiques de l'intestin se produisent chez des sujets entachés de nervosisme, souvent sous l'influence de causes morales. Ils surviennent parfois chez la femme, pendant la période menstruelle (on sait combien souvent la menstruation est une cause provocatrice de réflexes).

La paralysie intestinale, l'*entéroplégie*, peut s'observer, très rarement à la vérité, dans la grande hystérie, plus fréquemment à la suite des traumatismes abdominaux, de certaines opérations abdominales, de la présence de calculs dans les voies biliaires (Siredey, 1895), etc., dans tous ces cas par un mécanisme réflexe.

L'*entérospasme* est un trouble moteur dont le rôle en pathologie intestinale nous apparaît comme prédominant; il ne fait jamais défaut dans le syndrome de l'entéro-névrose muco-membraneuse.

Fleiner (1893) est le premier auteur qui ait nettement indiqué le rôle du spasme dans la constipation que jusqu'à lui on attribuait uniquement à l'atonie.

En France, M. Geoffroy a contribué à vulgariser cette notion. Citons encore les travaux de Carl Kraus, Berger, Pincus, Bum, Sigaud, Vincent, etc.

Comme tout désordre nerveux, l'entérospasme peut être essentiel, c'est-à-dire dépendre uniquement de l'influence nerveuse, ou bien reconnaître une cause organique qui, par voie réflexe, provoque la contracture de l'intestin. L'exemple le plus probant que l'on puisse donner de ces entérospasmes secondaires est celui du spasme lié à l'appendicite chronique. Cette affection peut déterminer un spasme permanent, avec ou sans production de muco-membranes, qui ne cesse qu'avec l'ablation de l'appendice, spasme comparable au spasme du pylore des malades atteints d'ulcère gastrique. L'intoxication par le plomb détermine des crises de spasme et d'entéralgie paroxystiques, qui ne sont autres que la colique de plomb.

Certains spasmes limités à une portion limitée de l'intestin reconnaissent pour cause provocatrice une lésion, soit de cette partie de l'intestin, soit d'un organe de voisinage. Bornons-nous à citer le spasme anal dû à la rectite, aux hémorroïdes, aux fissures, aux fistules, à la cystite, à la prostatite; le spasme du côlon pelvien lié à la métrite, aux annexites.

Le point de départ du spasme peut être un traumatisme de l'abdomen, une intervention chirurgicale dans cette région (Gueytat, thèse de Lyon, 1898-1899).

Rappelons encore que certaines affections organiques des centres nerveux peuvent déterminer l'entéro-spasme; il nous suffira de citer le tabès, la méningite.

Le spasme est d'un diagnostic aisé : la rareté des selles (constipation horaire), leur aspect spécial (elles sont étirées, rubanées, comme passées à la filière), les douleurs qui accompagnent fréquemment, mais non toujours, leur expulsion, sont les symptômes qui dénotent l'existence du spasme. L'examen confirme le diagnostic : la paroi abdominale est en général rétractée, les muscles droits sont souvent tendus comme des cordes; en tout cas, la palpation permet de constater que les anses intestinales forment des tuyaux durs, sensibles à la pression. Parfois, si l'examen se prolonge, on constate qu'un segment en état de contraction se relâche, alors que d'autres segments se contractent à leur tour. Si la « diathèse de contracture » existe à l'état permanent, ses effets peuvent n'être et ne sont en réalité qu'intermittents; d'ailleurs l'aspect des selles vient à l'appui de cette assertion : aux selles rubanées, amincies, succèdent des garde-robes d'aspect normal indiquant le relâchement de l'intestin et le glissement facile du bol fécal....

Une fois la nature spasmodique de la constipation déterminée, il faudra rechercher si le spasme est symptomatique ou « essentiel », c'est-à-dire dépendant d'un trouble nerveux primitif : hystérie, neurasthénie, surmenage intellectuel, violentes émotions, etc. Le rôle du spasme dans l'entéro-névrose muco-membraneuse sera spécifié plus loin.

**Troubles sensitifs.** — Les troubles de la sensibilité d'origine nerveuse pure ne sont pas comparables aux coliques; ce sont des névralgies qui peuvent à la vérité accompagner le spasme, mais aussi exister indépendamment de lui. Ces névralgies surviennent habituellement chez les hystériques, les neurasthéniques, mais pourraient aussi se manifester chez les sujets nerveux, dans le sens atténué du mot (Nothnagel).

Elles peuvent d'autre part dépendre de causes organiques : l'intoxication saturnine, le tabès, les myélites, la goutte.

**Troubles vaso-moteurs et sécrétoires.** — Le problème de l'existence de la *diarrhée nerveuse* a été fréquemment soulevé et diversement résolu. M. Hayem n'admet guère la diarrhée nerveuse, les cas étiquetés sous cette rubrique seraient des entérites d'origine gastrique... S'il est vrai qu'à une époque où nos connaissances en pathologie digestive étaient moins étendues et moins précises, on a trop facilement mis l'étiquette de diarrhées nerveuses sur des « entérites » liées à des troubles digestifs plus ou moins latents (hypopepsie), il n'en est pas moins vrai qu'il existe une diarrhée nerveuse déterminée uniquement par des troubles généraux du système nerveux. Cette diarrhée peut être aiguë, passagère : il est banal de citer la diarrhée émotive des jeunes soldats qui voient le feu pour la première fois, celle des candidats à un concours. D'autre part, chez les hystériques, les neurasthéniques (Beard), les malades atteints de tabès, de goitre exophtalmique, on peut constater des crises de diarrhée qui sont bien indépendantes de tout état chronique dyspeptique et inflammatoire.

L'influence du tabac nous paraît prépondérante dans nombre de cas. S'il est vrai que le tabac peut agir sur les voies digestives de différentes façons, et surtout en créant un état dyspeptique, il n'est pas moins certain pour nous que la nicotine peut, directement, entraîner des troubles vaso-moteurs et sécrétoires. Le nicotinisme aigu détermine des crises diarrhéiques.

La diarrhée peut être chronique chez les neurasthéniques, les tabétiques : Trousseau a cité le cas d'un névropathe chez qui le thé occasionnait la diarrhée chronique.

Le nicotinisme peut également déterminer des diarrhées nerveuses chroniques, susceptibles de durer pendant de longues années, et qui guérissent du jour au lendemain par suppression de la cause.

Entre autres exemples saisissants nous pouvons citer celui d'un de nos malades, grand fumeur de cigares et cigarettes, chez qui une diarrhée vieille de vingt ans avait résisté aux traitements les plus variés, aux régimes les plus rationnels. La suppression absolue du tabac à laquelle ce malade finit par se résigner, sur notre avis pressant, fut suivie de la cessation pour ainsi dire extemporanée de cette diarrhée rebelle, sans qu'aucun traitement intervînt.

Nothnagel, dans son travail sur les diarrhées nerveuses, a cité des exemples typiques de diarrhée nerveuse chronique. Certaines personnes sont prises, chaque jour, à plusieurs reprises, de besoins impérieux de défécation à l'idée de se trouver au dehors loin de tout water-closet.

Les formes diarrhéiques de « colite muco-membraneuse » où l'intestin évacue par saccade des flots de mucus constituent des formes de transition entre la diarrhée nerveuse et l'entéro-névrose muco-membraneuse.

**Troubles trophiques.** — L'*entéroptose* est le trouble trophique par excellence. Elle coïncide habituellement avec les autres troubles nerveux : spasme, « colite muco-membraneuse » et ne constitue en somme qu'un des éléments symptomatiques des entéro-névroses.

Les différents troubles nerveux que nous venons de passer en revue sont aisés à traiter, surtout si la thérapeutique ne néglige pas la cause générale qui préside à leur éclosion, c'est-à-dire l'état nerveux spécial. Alors même qu'il existe une cause provocatrice organique, dans les entéro-spasmes localisés par exemple, on doit viser dans le traitement le trouble nerveux qui entretient ou exagère le spasme. Nous ne faisons qu'effleurer cette question qui sera traitée avec tous les détails nécessaires à l'occasion de l'étude du traitement de l'entéro-névrose muco-membraneuse.

Contre l'*agitation péristaltique* de l'intestin, qui est d'ailleurs rare, il suffira de prescrire quelques applications chaudes locales, des bains tièdes généraux, des douches tièdes en jet brisé (28°-30°), de la belladone ou de l'opium par la bouche ou en suppositoires. Ce traitement s'applique également à l'*entéralgie* nerveuse proprement dite.

L'*entéro-spasme* nécessite : *a*) le traitement de la cause provocatrice locale; *b*) celui de l'état nerveux général. Son traitement se confond entièrement avec celui de l'entéro-névrose muco-membraneuse, et nous ne pouvons qu'y renvoyer le lecteur.

La *diarrhée nerveuse* « essentielle » est en général rebelle aux moyens médicamenteux; l'opium modère bien la fréquence des selles, mais celles-ci se reproduisent, avec la même fréquence, dès qu'on supprime le médicament, ou à l'occasion du moindre trouble nerveux. Le régime le plus sévère n'a pas l'action qu'il exerce dans la diarrhée chronique des dyspeptiques. Sans négliger ni le régime, ni la médication opiacée, il faut donc, encore dans ce cas, s'attacher surtout à modifier l'état nerveux général, par la thérapeutique psychique, la prescription d'une hygiène générale appropriée, par les divers moyens physiques; c'est dire que le traitement exigera souvent plusieurs mois d'efforts.

## II

## PATHOGÉNIE DE L'ENTÉRO-NÉVROSE MUCO-MEMBRANEUSE

Les opinions les plus variées ont été émises au sujet des causes et de la pathogénie de l'entéro-névrose. Nous insisterons particulièrement sur les points nouveaux et notamment sur les rapports de l'appendicite avec l'entéro-névrose.

Celle-ci est une affection très fréquente, surtout si l'on ne néglige pas les formes légères et passagères.

Au sujet de sa *fréquence* absolue il est impossible de citer des chiffres qui, d'ailleurs, n'auraient pas grand intérêt.

On la dit plus fréquente à notre époque qu'elle n'était jadis; c'est là une particularité dont il est bien difficile de vérifier l'exactitude. N'est-ce point parce qu'on la reconnaît plus aisément qu'elle apparaît comme plus fréquente? En tout cas, il n'est pas invraisemblable d'attribuer sa grande fréquence à nos conditions actuelles d'existence, à la suralimentation carnée, au surmenage sous toutes ses formes, toutes conditions qui favorisent le développement du neuro-arthritisme.

La colite s'observe surtout dans les classes aisées, pour les mêmes raisons.

On la constate rarement à l'hôpital, chez les ouvriers des villes, ou chez les paysans. Néanmoins elle n'est pas exceptionnelle chez eux, attendu qu'aucune classe de la société n'est à l'abri des tares nerveuses, héréditaires ou acquises.

Tous les âges sont sujets à la colite et les enfants en sont fréquemment atteints. Ce sont d'ailleurs presque exclusivement ceux sur qui pèse l'hérédité neuro-arthritique. C'est dans la seconde enfance que s'observe exclusivement l'entéro-névrose; les « colites » aiguës, avec glaires, de la première enfance, n'ont aucun rapport avec la maladie qui nous occupe.

Chez l'adulte, la colite atteint son maximum de fréquence, entre vingt et quarante-cinq ans.

L'influence du *sexe* n'est pas contestable. La maladie est plus fréquente chez la femme. Litten va jusqu'à indiquer la proportion de 80 p. 100. M. de Langenhagen donne le chiffre de 71 p. 100. M. Bottentuit, sur 460 malades, a traité 250 femmes. Pour M. Mathieu les femmes sont atteintes quatre fois plus que les hommes. Notre statistique porte actuellement sur 327 cas sur lesquels nous comptons 232 femmes; celles-ci seraient donc atteintes dans la proportion de 2 contre 1 au moins.

La prédominance dans le sexe féminin est liée à des causes générales et à des causes locales : fréquence chez la femme du nervosisme sous toutes ses formes; fréquence des causes locales d'irritation de l'intestin : coprostase, lésions utérines et annexielles.

On est unanime pour considérer le neuro-arthritisme comme une condition prédisposante de premier ordre. Depuis Gigot-Suard, Simpson, jusqu'à nos jours, tous les observateurs ont confirmé son rôle (324 fois sur 360 malades, pour ainsi dire sans exception [de Langenhagen].

Dans les antécédents héréditaires des malades on trouve effectivement les différentes manifestations du neuro-arthritisme : goutte, gravelle, lithiase biliaire, migraine, hémorroïdes, asthme, etc., et d'autre part l'hystérie, la neurasthénie, le nervosisme... Ces différents attributs du neuro-arthritisme s'observent aussi bien chez les collatéraux que chez le père et la mère. On observe d'ailleurs l'hérédité directe; il existe des familles entières vouées à la colite muco-membraneuse, argument puissant en faveur de la théorie qui fait de cette prétendue colite une manifestation nerveuse. Dans notre monographie (24), nous citions trois exemples de colite familiale; depuis nous avons eu l'occasion d'en observer un plus grand nombre, entre autres dans une famille composée du père, de la mère et de cinq enfants sur lesquels trois ont eu de la colite entre trois et huit ans; la mère, très nerveuse, a eu de son côté de la colite, le père est neurasthénique. Le professeur Potain avait formellement indiqué que toutes les malades atteintes de colite sont des nerveuses.

Dans les *antécédents personnels* des malades, mêmes manifestations de neuro-arthritisme que chez les parents : migraines, dyspepsie, etc. ; parfois on note des écarts de régime, du surmenage, des émotions violentes, des traumatismes, toutes causes susceptibles de retentir sur l'intestin par différents mécanismes. Certains malades déclarent avoir souffert de leur estomac, de leur intestin depuis leur plus tendre enfance, font remonter le début de leur maladie à une entérite aiguë du premier âge. Chez nombre d'entre eux on relève dans les antécédents des maladies infectieuses, mais ce sont des causes prédisposantes banales dont l'influence est contestable, la fièvre typhoïde exceptée, cette dernière en raison de ses localisations intestinales (Vouzelle, Thèse de Paris, 1899). Examinons maintenant les différentes causes efficientes que l'on a tour à tour invoquées :

L'*estomac* serait le plus souvent la cause des troubles intestinaux, d'après M. Albert Robin : « Si la colite se produit chez les arthritiques, c'est qu'ils sont souvent dyspeptiques ». Pour M. Robin l'hypersthénie déterminerait la coprostase et ultérieurement la colite (celle-ci à son tour pouvant se compliquer d'appendicite).

Nous-même, ayant constaté l'hyperchlorhydrie chez un certain nombre de nos malades, nous avons été tentés de trouver l'explication des désordres intestinaux dans l'irritation causée par le passage dans l'intestin d'un chyme hyperacide.

On a d'ailleurs constaté la coexistence assez fréquente de l'ulcère pylorique et du syndrome intestinal.

En somme il est très vraisemblable que différentes gastropathies peuvent retentir sur l'intestin, probablement par voie réflexe.

Toutefois nous devons remarquer que chez la plupart des malades le chimisme gastrique est indifférent ou variable ; qu'il est parfois difficile d'établir la priorité des troubles gastriques, que ceux-ci rentrent, dans la majorité des cas, dans le cadre de la dyspepsie nerveuse. Aussi avons-nous la conviction que souvent troubles gastriques et intestinaux se rattachent à la même cause et ne sont que des manifestations multiples d'un trouble nerveux primitif.

Ajoutons que parfois les troubles gastriques (nausées, digestions pénibles, hyperesthésie gastrique, etc.), et la « colite » peuvent dépendre d'une même cause locale qui est l'appendicite chronique, ainsi que nous avons pu le constater dans plusieurs cas.

Le plus souvent, et avec raison, on a cherché dans l'intestin lui-même la cause de la « colite ». C'est la *constipation* que l'on a incriminée dans la majorité des cas, qu'elle soit « essentielle » ou déterminée par une compression de l'intestin, par la ptose de cet organe, etc.

Toutes les causes de compression de l'intestin ont pu être invoquées : grossesse, tumeurs du bassin (fibromes, kystes de l'ovaire), rétroversion utérine, brides, reliquat d'une ancienne péritonite, adhérences.

M. Bardet (Soc. de thérapeutique, 10 nov. 1897) a relaté l'intéressante observation d'une malade chez qui la colite était provoquée et entretenue par une bride qui avait serré la terminaison de l'iléon contre le rachis. L'intervention amena la disparition rapide des troubles intestinaux.

Il est certain que dans un très grand nombre de cas le syndrome de l'entéro-névrose est précédé pendant un temps plus ou moins long, parfois pendant plusieurs années, d'une phase de constipation, souvent précoce, remontant à l'enfance. Puis apparaissent les mucosités, les douleurs et la maladie est constituée. Dans ces cas on est logiquement amené à supposer qu'elle est déterminée par l'irritation exercée au niveau de la muqueuse intestinale par le contact prolongé des matières; ajoutons que l'abus des laxatifs contribue sans nul doute à l'irritation de l'intestin.

Il ne faudrait pas cependant se hâter de conclure que la constipation, soit constitutionnelle, soit acquise, puisse être toujours incriminée comme la cause principale de l'entéro-névrose. En effet, si l'entéro-névrose est fréquente, la constipation simple l'est bien davantage; n'ont de la colite muco-membraneuse qu'un nombre relativement restreint de constipés.

Un deuxième argument contre le rôle capital et obligatoire attribué communément à la constipation est tiré de l'existence de formes diarrhéiques pures de colite, formes rares à la vérité, mais incontestables.

L'argument le plus plausible que l'on peut invoquer est le suivant : dans beaucoup de cas le syndrome de l'entéro-névrose se constitue d'emblée, sans phase préliminaire de constipation; douleurs, glaires, constipation apparaissent brusquement et simultanément. Ces formes à début brusque sont particulières aux malades qui ont subi un choc nerveux violent : émotion vive, perte d'argent, etc.; en même temps d'ailleurs que les désordres abdominaux se manifeste une neurasthénie « aiguë » dont procèdent vraisemblablement ces désordres.

Concluons donc que si la constipation peut être considérée comme étant dans beaucoup de cas la cause primitive de l'irritation réflexe de l'intestin, elle n'est pas le moins du monde sa cause exclusive.

Nous attribuons les échecs éprouvés si fréquemment dans le traitement, précisément à ce fait que beaucoup de praticiens considèrent uniquement la « colite » comme une complication de la constipation simple; la constipation prise à tort pour la cause, n'est parfois que l'un des effets de la cause générale qui a provoqué l'entéro-névrose.

Des observations analogues peuvent être faites à l'occasion du rôle pathogénique attribué aux *ptoses abdominales*. Pour M. Glénard, l'entéroptose serait primitive et entraînerait secondairement la constipation, laquelle à son tour déterminerait la production des glaires, des douleurs, etc. Il n'est pas impossible que la constipation provenant de la coudure du côlon ptosé, et que les tiraillements exercés sur les plexus nerveux intestinaux et rénaux soient la cause de l'irritation réflexe de l'intestin; mais nous admettons également que, dans certains cas, ptoses et « colite » dépendent d'une même cause générale; la ptose est l'expression du trouble des nerfs trophiques, les autres symptômes relèvent de l'excitation des nerfs vaso-moteurs, sécrétoires, sensitifs, etc. Constatons d'autre part que la corde colique dont M. Glénard fait l'un des signes essentiels de l'entéroptose n'est autre qu'un segment de l'intestin en état de contraction spasmodique, ainsi que M. Mathieu l'a fait observer avec raison; que par conséquent le diagnostic d'entéroptose a dû être porté indûment, dans nombre de cas où l'intestin était simplement atteint de spasme.

Parfois on peut attribuer à une *entérite aiguë* l'origine de l'entéro-névrose. Un enfant est atteint d'une entérite aiguë infectieuse; il guérit, mais à l'entérite succède plus ou moins rapidement la constipation; à celle-ci s'associent successivement les glaires, les douleurs, et ainsi se trouve réalisé au complet le tableau de la colite. Ce sont ces formes à début par une entérite, particulières au jeune âge, qui ont fait attribuer à la colite une origine infectieuse dans certains cas. On peut simplement considérer l'entérite antérieure comme une cause d'irritation de l'intestin, point de départ de l'entéro-névrose réflexe. Quant à l'opinion qui fait de cette dernière une affection microbienne primitive, bornons-nous à constater qu'elle ne repose sur aucun fait précis, que tout plaide au contraire contre cette hypothèse. N'est réelle que l'intervention microbienne au cours des infections secondaires provoquées par la coprostase. Il se produit sous l'influence des scybales une entérite avec exulcérations qui servent de porte d'entrée aux agents microbiens, d'où les poussées fébriles qui interrompent parfois la marche chronique et apyrétique de l'affection.

La *fissure à l'anus* est une cause de contraction spasmodique réflexe de l'intestin qui a pu être invoquée dans quelques cas. Le traitement de la fissure par la dilatation amène la disparition des troubles intestinaux (Roussel). Les *hémorroïdes* constituent également une cause de colite réflexe (observations personnelles); de même le *cancer intestinal*.

Nous devons maintenant aborder la question nouvelle des relations de l'appendicite avec la colite muco-membraneuse.

Dès 1891 J. Simon (*Bulletin médical*) émettait l'opinion que l'appendicite est fréquemment précédée de colite glaireuse, opinion confirmée l'année suivante par M. Talamon, dans sa monographie sur l'appendicite et la pérityphlite. Le 2 décembre 1896 eut lieu à la Société de chirurgie une discussion sur l'appendicite où fut signalé le rôle joué par les entéro-colites dans la pathogénie de cette affection. M. Walther déclara que chez 11 de ses malades l'appendicite était survenue au cours d'une entéro-colite chronique plus ou moins ancienne. Remarquons que M. Walther fait ressortir combien il est parfois difficile, « au milieu des troubles gastro-intestinaux, de faire exactement le départ de ce qui ressortit d'un côté à l'appendice, de l'autre à l'entéro-colite. L'appendicite entraîne, en effet, par elle-même, des troubles digestifs souvent analogues à ceux qui traduisent l'entéro-colite et ce n'est que par une observation longtemps prolongée qu'il est possible d'arriver à un diagnostic précis ».

Pour M. Jalaguier, l'appendicite n'est très souvent que le reliquat d'une entéro-colite infectieuse aiguë ou des manifestations connues sous le nom de colite membraneuse.

M. Tuffier, à la séance suivante, cita une observation d'appendicite chez un enfant de onze ans dont les antécédents étaient ceux d'un constipé avec accès d'entérite glaireuse.

M. Reclus mentionna l'observation d'un médecin qui, deux ans avant sa crise appendiculaire, avait été pris d'une entéro-colite muco-membraneuse grave; au bout de trois mois il guérit, conservant à peine une sensibilité dans la fosse iliaque droite. Au bout de la deuxième année il fut pris brutalement d'une appendicite grave. M. Reclus suppose que l'entéro-colite, guérie ailleurs, s'était maintenue dans l'appendice.

En 1897, à la Société médicale des hôpitaux (12 mars), MM. Mathieu, Siredey, appellent l'attention sur les relations qui existent entre la colite muco-membraneuse et l'appendicite.

M. Reclus (*Semaine médicale*, juin 1897) a recueilli 21 observations, dont 12 personnelles, d'appendicite précédée d'entéro-colite muco-membraneuse.

M. Talamon a compté, sur 60 cas d'appendicite aiguë, 12 cas où l'appendicite s'est développée chez des sujets atteints de colite muqueuse depuis plusieurs mois, depuis plusieurs années, parfois depuis l'enfance, et 13 sur 60 cas d'appendicite chronique. M. Talamon conclut que « le trouble intestinal qu'on observe le plus souvent dans les antécédents des sujets atteints d'appendicite est la colite muco-membraneuse. Cette colite spéciale fait partie presque nécessaire du syndrome de l'appendicite chronique à rechutes ».

M. Vorbe relate dans sa thèse 27 cas de coïncidence de colite et d'appendicite; M. Vouzelle en relate 3.

Boas (39) dit que la colite est fréquemment associée à l'appendicite.

M. Mathieu (*Traité des maladies de l'estomac et de l'intestin*) constate que certains malades ont une ou plusieurs fois par an une crise légère d'appendicite; ces crises ne durent que quelques jours et les malades peuvent reprendre rapidement leurs occupations. Chez quelques-uns il n'y a que de la constipation habituelle, chez d'autres de la colite muco-membraneuse. Dans l'intervalle des crises la palpation ne permet de constater rien de particulier dans la fosse iliaque droite, ou bien on y trouve le boudin cæcal ou la corde côlique comme dans des cas simples de constipation chronique ou de colite muco-membraneuse.

M. Beurnier (9 et 10), sans donner de chiffres, déclare que les cas d'appendicite au cours de la colite muco-membraneuse sont très fréquents.

M. F. Bernard (13) constate que, sur un total de 1 100 malades atteints d'entéro-colite muco-membraneuse, l'appendicite a existé dans une proportion de 6,9 p. 100 et que chez les enfants cette proportion atteint même 11 p. 100.

M. Marfan (12) est d'avis que la coexistence de l'entéro-colite muco-membraneuse et de l'appendicite est plus fréquente qu'on ne le croit généralement.

M. Comby (30) a relaté 12 cas de colite avec appendicite chronique; sur ces 12 cas, 6 furent opérés avec succès; les *crises douloureuses disparurent*.

Citons encore les thèses de Rastouil, Vorbe, Triol, d'Ehrmann, où l'on trouve quelques observations d'appendicite avec colite muco-membraneuse.

Nous ne mentionnerons que pour mémoire les expériences de M. Beaussenat qui a déterminé, chez le lapin, des lésions appendiculaires en même temps qu'une entéro-colite; en effet, cette entérite expérimentale est une entérite infectieuse qui n'a rien de commun avec la « colite » muco-membraneuse.

Seul des auteurs français, M. Dieulafoy nie tout rapport : jamais, a-t-il dit (Ac. de médecine, 13 avril 1897), l'appendicite n'est la conséquence ni l'aboutissant de l'entéro-colite. Si l'on constate au cours d'une crise intestinale des symptômes d'entéro-colite glaireuse, membraneuse, sableuse, on n'a rien à redouter de l'appendicite.... « On décrit des appendicites consécutives à la grippe, des appendicites consécutives aux fièvres éruptives, des appendicites consécutives aux entéro-colites; eh bien! je voudrais démontrer que dans la très grande majorité des cas auxquels je viens de faire allusion, il ne s'agit pas d'appendicite, mais il s'agit de typhlite, ce qui est absolument différent. » Pour M. Dieulafoy, c'est la localisation cæcale de la colite qui en impose pour l'appendicite. Sur 7 ou 800 malades atteints de colite vus par lui, aucun n'a été pris d'appendicite!

Ajoutons qu'Ewald n'admet pas non plus le rôle de l'entéro-colite dans l'appendicite.

En somme, la plupart de ceux qui ont étudié spécialement la question sont d'accord pour admettre qu'appendicite et colite muco-membraneuse s'observent fréquemment chez le même sujet et que, par suite, il y a lieu d'admettre une relation de cause d'effet entre ces deux affections et non une simple coïncidence.

En ce qui concerne cette fréquence nous n'avons pas, en dehors de la statistique de Bernard, qui porte sur un grand nombre de cas, à donner de chiffres permettant d'apprécier exactement le degré de fréquence de cette association morbide.

Un second point sur lequel tout le monde est d'accord, c'est que l'appendicite accompagnant la colite muco-membraneuse présente un type clinique particulier, c'est qu'il s'agit en général d'une appendicite à marche chronique, atténuée dans ses symptômes, à poussées fréquentes, mais peu bruyantes et que la forme aiguë, dramatique est exceptionnelle. M. Beurnier remarque que sur cinq sujets présentant simultanément les deux maladies, un seul avait une appendicite franche, les quatre autres avaient la forme subaiguë.

Quels sont les symptômes de cette appendicite? De quelle façon le tableau clinique est-il modifié par la coïncidence de la colite? Voici en résumé le tableau qu'en trace M. Beurnier : chez un malade atteint de colite muco-membraneuse, au bout d'un temps plus ou moins long, souvent après quelques années éclate une douleur sourde, précédée pendant quelque temps de vagues tiraillements, surtout quand l'estomac ou le gros intestin sont pleins. Cette douleur est peu intense, mais siège bien au point de Mac Burney; elle est augmentée par la pression. Elle présente d'ailleurs des irradiations à l'anus, le long du cordon et jusque dans la hanche et à la partie antérieure de la cuisse, parfois vers l'épigastre ou l'ombilic, elle est presque continue, sourde, avec des exacerbations survenant sans cause appréciable ou bien à la suite de fatigue, de marche, etc. Les malades différencient assez bien cette douleur de celle qui survient d'une façon intermittente au cours de la colite. La crise est précédée fréquemment de troubles gastriques : nausées, vomissements; la langue est saburrale.

Il existe une température en général modérée (38°-38°,5).

La douleur, nous l'avons dit, n'éclate pas brusquement; elle s'installe lentement, insidieusement, puis devient assez vive pour contraindre le malade à garder le repos au lit. A ce moment, on constate que le ventre n'est pas ballonné, que la défense musculaire fait défaut; du moins habituellement. Mais la palpation révèle la douleur au point précis de Mac Burney, ou en un point qui peut s'en éloigner, être situé au-dessus ou au-dessous (par suite d'adhérences). La douleur provoquée par le palper peut persister pendant quelques heures (Walther). La palpation révèle non seulement la douleur, mais encore, au même point, l'existence d'une tuméfaction, parfois très limitée, d'autres fois assez volumineuse (grosse noisette, noix), le plus souvent (suivant nous) d'un cordon très nettement perceptible.

En somme il s'agit d'une attaque bénigne, sans péritonite nettement caractérisée, d'une crise en miniature; cette crise guérit aisément, mais récidive non moins facilement. Les récidives sont en effet inévitables et se répètent jusqu'à ce qu'on se décide à intervenir.

A côté de cette forme bénigne d'appendicite chronique d'emblée, existent, mais beaucoup plus rarement, des cas où l'appendicite revêt la forme aiguë, grave.

Comment faire le diagnostic?

Tout d'abord le malade accuse une douleur plus fixe, plus limitée, tandis qu'habituellement, lors des crises douloureuses de la colite, il souffre tout le long du cæcum et du côlon transverse. De plus la crise ne se termine pas par un débâcle intestinale franche, comme après une crise de colite ordinaire. L'examen permet de délimiter le siège de la douleur et d'en déterminer la cause anatomique; le toucher vaginal et le toucher rectal permettent d'éviter la confusion avec les affections utéro-annexielles.

Le pronostic est relativement bénin; en effet la perforation n'a été signalée qu'exceptionnellement; ceci s'explique aisément, car les poussées d'appendicite subaiguë entraînent la production d'adhérences protectrices et la transformation de l'appendice en un cordon épais, fibreux. Mais, d'autre part, la chronicité de la maladie, ses récidives en rendent la durée indéterminée; la colite ne peut guérir, tant que persiste l'appendicite qui retentit sur elle et l'entretient. Les adhérences contractées par l'appendice sont une cause permanente et incurable spontanément de troubles gastriques réflexes, de troubles nerveux auxquels seule peut mettre un terme l'ablation de l'appendice.

Aussi la conclusion de tous les auteurs est-elle que l'intervention s'impose : elle supprime les troubles causés par l'appendicite; elle permet à la colite de guérir, en supprimant la cause qui l'aggravait.

C'est qu'en effet la plupart des auteurs admettent que la colite précède l'appendicite, celle-ci étant une complication de la première, la résultante de la propagation à l'appendice de « l'inflammation » du cæcum. Rarement l'appendicite serait indépendante de la colite et reconnaîtrait une cause étrangère; habituellement « l'appendicite au cours de la colite muco-membraneuse se produit par une propagation à cet organe de l'inflammation du gros intestin, et cela par voisinage, par continuité de tissu » (Beurnier).

Seuls Czerny et Fenger (*Revue de chirurgie*, p. 320, 1896) admettent catégoriquement que l'appendicite peut précéder la colite.

Pour M. Albert Robin la cause primordiale et de la colite et de l'appendicite est l'hyperesthésie gastrique avec hyperchlorhydrie. Celle-ci provoque la coprostase colique et cæcale d'où entéro-colite muco-membraneuse. Le cæcum et par suite l'appendice subissent le contre-coup de cette coprostase et réagissent par une inflammation catarrhale; l'appendice, en raison de sa structure, devient un terrain de culture éminemment propice à l'infection microbienne et c'est ainsi qu'éclate l'appendicite.

M. Beurnier est très formel sur la chronologie des accidents de colite et d'appendicite; il n'admet pas que l'appendicite puisse précéder la colite : « certains cliniciens viennent nous dire et exposer même en principe que la colite muco-membraneuse n'est que le résultat probablement réflexe, d'un état latent, inflammatoire de l'appendice existant de plus ou moins longue date... Je ne vois pas, pour ma part, comment on s'y prendrait pour démontrer qu'un appendice qui n'a jamais donné lieu à aucune manifestation morbide appréciable cliniquement, était malade à cette époque, antérieurement à l'apparition de l'inflammation muco-membraneuse du gros intestin... On peut tout aussi bien, et avec beaucoup plus de vraisemblance et de logique dans la déduction scientifique, soutenir que les lésions muqueuses primitivement développées dans le cæcum et le côlon se sont propagées à l'appendice par voisinage, par continuité de tissu et que cette propagation a donné lieu à ces phénomènes tout à fait particuliers qu'on observe au niveau de cet organe; et même il n'est pas tout à fait exact de dire que les lésions du gros intestin se sont propagées à l'appendice, puisque les altérations de l'appendice ne sont pas semblables à celles de la colite muco-membraneuse, mais sont seulement celles de l'inflammation simple; il faudrait donc dire, pour être précis, que l'état spécial de la muqueuse du gros intestin a produit par continuité de tissu des lésions inflammatoires de l'appendicite... »

M. Beurnier ajoute que dans les appendices enlevés par lui pour crise aiguë ou subaiguë au cours de la colite muco-membraneuse, il n'a jamais trouvé les lésions de cette dernière affection (?), mais seulement celles de l'inflammation simple ordinaire.

MM. Vorbe, Froussard (25) n'admettent pas que la colite puisse être une conséquence de l'appendicite.

La plupart des médecins nient d'ailleurs que la colite puisse être améliorée par l'ablation de l'appendice; ainsi M. Marfan (12) a constaté que la colite persistait après cette ablation; de même M. de Langenhagen. Cependant il a fallu s'incliner devant les faits : M. Bernard a constaté la guérison de la colite chez 5 sujets; pour M. Mathieu (30) l'ablation de l'appendice améliore la colite; M. Siredey (30) déclare qu'une entéro-colite survenant chez une personne qui a eu peu de temps auparavant une crise d'appendicite aiguë est toujours suspecte et que souvent elle est liée à l'appendicite. « S'il est difficile de se rendre compte de la subordination des deux affections, on peut dire que souvent l'ablation de l'appendice a provoqué ou hâté la guérison de la colite ».

Un mot de l'aspect macroscopique et microscopique de l'appendice : l'organe est le plus souvent en arrière ou à la face interne du cæcum, adhérent à cet organe ou à l'épiploon qui est épaissi, enflammé chroniquement. L'appendice est souvent fort long (8 à 13 cm.) et c'est là le fait qui nous a le plus frappé dans les interventions que nous avons eu l'occasion de faire pratiquer. Il est dur, épaissi, donne la sensation du tissu fibreux. Son orifice est habituellement perméable et même agrandi; mais l'organe peut présenter dans son trajet un ou plusieurs étranglements. Il contient habituellement des boulettes de matière stercorale. Les lésions histologiques sont celles de la folliculite chronique hypertrophique ou la sclérose généralisée (Weinberg).

Nous avons exposé fidèlement les opinions qui ont été émises sur les relations de l'appendicite et de la colite muco-membraneuse, opinions qui peuvent se résumer ainsi :

L'appendicite est fréquente au cours de cette colite, particulièrement chez les enfants;

La colite précède l'appendicite, qui est la résultante de la propagation à l'appendice de « l'inflammation cæcale »;

Cette appendicite est habituellement une appendicite atténuée, ne faisant courir que peu de risques au malade ;

Son diagnostic est malaisé en raison de la similitude de certains symptômes de l'une et l'autre affection;

Son pronostic est relativement bénin; néanmoins l'intervention s'impose car la colite entretient l'appendicite qui retentit à son tour sur la colite.

Maintenant il nous faut conclure et donner notre opinion.

Il est certain que si la pathogénie précédemment exposée est exacte, la théorie de la névrose subit un échec sérieux. On ne peut admettre qu'un trouble nerveux fonctionnel puisse avoir pour complication directe et fréquente l'infection appendiculaire, bien qu'à la vérité on puisse concevoir que, par suite de la stase stercorale, la muqueuse se défende moins bien contre les germes intestinaux, notamment à la suite d'une infection secondaire (Vouzelle), et que, par suite, l'appendicite survienne volontiers, ou bien que l'orifice dilaté laisse pénétrer aisément les boulettes stercorales (Talamon), sans compter l'influence des poussés congestives, des troubles vasculaires et trophiques qui peuvent diminuer la vitalité de l'appendice et faciliter son infection par les hôtes habituels de l'intestin.

Ce que nous ne pouvons admettre, c'est la propagation par contiguïté des lésions (?) de la colite à l'appendice. Nul n'ignore que les autopsies de colite muco-membraneuse sont excessivement rares, à tel point que les deux autopsies des frères Rothmann, avec examen histologique, sont les seules qui soient signalées, dans les publications cependant si nombreuses qui ont trait à la colite muco-membraneuse. Or ces autopsies ont démontré des lésions tellement minimes qu'il est téméraire d'en admettre la spécificité; encore l'un des malades était-il porteur d'un cancer qui pouvait entraîner, par différents mécanismes, diverses altérations intestinales! Un peu d'injection de la muqueuse dans le cas d'O. Rothmann, des fausses membranes se détachant sans déterminer de perte de substance, de la dilatation glandulaire, une prolifération cellulaire intertubulaire et c'est tout! Dans ces conditions nul n'est autorisé à être très affirmatif sur la nature des lésions de la colite. Aussi, quand M. Beurnier déclare que l'état spécial de la muqueuse du gros intestin a produit par continuité de tissu des lésions inflammatoires de l'appendice, cette affirmation nous semble-t-elle quelque peu hypothétique.

Dans trois cas d'appendicite chronique avec colite que nous avons fait opérer l'an dernier (tous trois par le Dr Souligoux), nous avons constaté qu'extérieurement, *au voisinage de l'appendice*, le cæcum était injecté par places, recouvert de quelques fausses membranes, mais que les lésions étaient surtout appendiculaires : *épiploïte chronique; appendice extrêmement long* (10, 12 et 13 cent.), *adhérent*, *enflammé chroniquement* (augmentation de l'épaisseur des parois, consistance dure et fibreuse, etc.). L'examen histologique n'a pas été pratiqué.

Le point sur lequel nous voulons insister et sur lequel nous différons d'opinion d'avec la majorité des auteurs est sur la chronologie des deux affections : colite et appendicite.

Notre opinion, basée sur nos observations personnelles et sur la lecture attentive des observations de nos devanciers, est que la colite est le plus souvent la conséquence d'une appendicite chronique d'emblée habituellement méconnue. Nous admettons d'ailleurs également que l'appendicite peut survenir au cours de la colite, cette dernière ne constituant en aucune façon une sauvegarde contre l'appendicite.

Voici ce que nous avons constaté personnellement et ce que l'on retrouve dans la plupart des observations : le malade, depuis un temps plus ou moins long, souvent depuis plusieurs années, parfois depuis l'enfance, éprouve différents troubles morbides : gastriques, intestinaux, nerveux, qui alternent, qui coïncident les uns avec les autres.

Le mode de début ne peut être habituellement précisé. La crise aiguë, franche, d'appendicite fait habituellement défaut à l'origine des accidents, ce qui déroute ceux qui considèrent encore cette attaque comme la signature obligatoire de toute appendicite. Cependant lorsqu'on serre l'interrogatoire, lorsqu'on vient en aide à la mémoire défaillante des malades, ceux-ci se rappellent parfois avoir éprouvé, à l'origine, des douleurs abdominales d'intensité plus ou moins marquée, avec ballonnement du ventre, avec fièvre légère, avec ou sans diarrhée, avec ou sans vomissements; en tout cas la crise était bénigne, le mot appendicite n'a pas été prononcé, le diagnostic d'inflammation d'intestin, d'indigestion étant habituellement porté.

Quoi qu'il en soit, la maladie constituée se traduit par les trois ordres de symptômes gastriques, intestinaux, nerveux que nous avons indiqués plus haut.

Les troubles gastriques sont très variables; tantôt les malades accusent simplement des digestions lentes, pénibles, du tympanisme, de la flatulence; tantôt la digestion s'accompagne de douleurs véritables, de sensations de brûlure, etc. Tous notent que l'appétit est capricieux, tantôt nul, tantôt normal, rarement exagéré.

Ce qui est significatif, c'est l'état nauséeux, c'est surtout la tendance au vomissement. Alimentaire, aqueux, bilieux, le vomissement survient brusquement, sans que l'on puisse incriminer l'alimentation, à la suite d'une fatigue, de la marche, d'une course en voiture. Il survient à intervalles très variables, parfois très éloignés et coïncide habituellement avec une petite crise de douleurs intestinales; chez la femme la crise coïncide souvent avec les règles, aussi la met-on sur le compte de la menstruation. Nous avons noté chez une jeune fille une hyperesthésie superficielle très marquée de la région épigastrique. L'effleurement de la peau, sur une étendue d'une pièce de 5 francs environ, déterminait immédiatament la crispation des traits et un état nauséeux.

Notons encore une intolérance toute spéciale et inexplicable pour certains aliments. La même malade ne pouvait absorber une seule cuillerée à soupe de lait sans être prise d'un malaise général, d'une ébauche de tétanie des extrémités, de nausées, de diarrhée.

Du côté de l'intestin on note le tableau classique de la colite : constipation opiniâtre, rejet de muco-membranes, soit d'une façon continue, soit par crises. Toutefois la constipation n'est pas permanente; chez plusieurs malades elle peut être précédée ou au contraire remplacée par une diarrhée profuse, habituellement très fétide.

Les douleurs abdominales ne sont pas continues. Elles surviennent par crises, habituellement peu intenses et séparées par des intervalles très variables, souvent espacées de plusieurs mois, de plusieurs années.

Dans l'intervalle des crises, les douleurs sont légères. Ce qui contribue à faire méconnaître leur origine, c'est qu'elles sont habituellement diffuses, suivent le trajet du côlon ou siègent à l'ombilic, ou bien encore sont surtout marquées à gauche. C'est surtout ou plutôt uniquement au moment des crises que la douleur spontanée se localise dans la fosse iliaque droite, nous ne disons pas au point de Mac Burney, car elle peut être plus ou moins distante de ce point, en raison de la situation anormale de l'appendice, fixé par des adhérences. Ajoutons que chez la femme les crises coïncident souvent avec la menstruation ou avec des poussées de métrite, de salpingite, ce qui complique singulièrement le tableau clinique. La douleur provoquée est beaucoup plus significative, par sa localisation, mais encore faut-il la chercher. Nous avons déjà indiqué la fréquence de l'hyperesthésie cutanée au niveau de l'appendice; un bon signe est la persistance de la douleur au point appendiculaire, un certain temps après la palpation; un autre signe, constant d'après nous, est l'état nauséeux avec crispation des traits provoqué par cette palpation.

En somme, en dehors des crises, la douleur n'appelle pas l'attention sur l'appendice. *Il faut aller la provoquer au point de Mac Burney pour en déter-*

*miner le point de départ.* Si l'on ne tient compte que de la douleur subjective, celle-ci éloigne plutôt de l'idée d'appendicite.

Les troubles nerveux sont des plus variables et chaque sujet réagit à sa manière, suivant sa « dose » de névropathie. Les plus tarés au point de vue nerveux deviennent des neurasthéniques francs. Ce que l'on constate chez tous, ce sont des modifications du caractère qui devient sombre, irritable; c'est l'inaptitude au travail, le sommeil lourd, la fatigue au réveil, le découragement profond causé par ce fait que le régime le plus sévère n'a pas l'influence heureuse annoncée par le médecin sur les troubles intestinaux et les autres malaises.

C'est qu'en effet l'hygiène la plus rigoureuse, le régime le plus sévère, les cures thermales de tout acabit n'ont pas d'influence bien marquée sur l'état morbide qui vient d'être décrit. Sans doute les malades ont des rémissions, souvent fort longues, de plusieurs mois, pendant lesquels l'estomac est à peu près tolérant, pendant lesquelles les douleurs intestinales sont à peine perceptibles; mais, subitement, sans cause, survient une crise de douleurs abdominales, avec recrudescence de la constipation et des muco-membranes, avec troubles gastriques, etc.; il se produit une poussée subaiguë d'appendicite, accompagnée souvent de fièvre légère, partant souvent méconnue; la température ne dépasse guère 38°, 38°,5. D'habitude la fièvre dure peu, la crise peut ne durer que quelques jours et les malades ne souffrant plus au bout de ce temps, habitués d'ailleurs à ces crises, négligent même parfois d'avoir recours à leur médecin. D'ailleurs la crise n'amène pas une aggravation dans l'état du malade; celui-ci revient après la crise à l'état où il se trouvait avant qu'elle n'éclate.

C'est cependant au moment de ces crises que la douleur, nous le répétons, a son maximum au point de Mac Burney; c'est à ce moment que l'on sent sous le doigt un appendice gros et très douloureux, alors qu'à d'autres moments il est difficilement perceptible.

Ajoutons que les troubles morbides qui viennent d'être décrits ont sur l'état général un retentissement marqué. Le facies est très caractéristique; tous nos malades étaient pâles, d'une pâleur spéciale traduisant un état infectieux latent; ils sont amaigris, ont les traits pincés, accusent la perte des forces.

Tel est en raccourci le tableau de la colite avec appendicite ou pour mieux dire de l'appendicite chronique d'emblée avec réaction intestinale réflexe sous forme de colite muco-membraneuse.

Le diagnostic de l'appendicite ne se fait pas habituellement :

1° Parce que les médecins sont encore peu familiarisés avec l'appendicite chronique et ses manifestations protéiformes, avec sa très longue durée (vingt-cinq ans dans une observation de M. Siredey; trente ans dans une observation personnelle);

2° Parce que l'on assiste exceptionnellement au début de la maladie et qu'il est difficile d'en reconstituer les phases d'après les renseignements fournis par les malades. Les crises subaiguës d'appendicite sont toujours prises par eux et signalées comme des indigestions, des poussées d'entérite ou bien encore de salpingite, de coliques hépatiques, etc.;

3° Parce que l'on néglige d'*interroger l'appendice.*

On doit toujours songer à l'appendicite chez un malade présentant une constipation plus ou moins rebelle avec rejet de muco-membranes, lorsque se surajoutent des troubles gastriques (nausées fréquentes, vomissements faciles), lorsque surviennent à l'occasion de la marche des élancements fugitifs dans la fosse iliaque droite, lorsque les malades éprouvent des sensations de tiraillement (adhérences), lorsque les crises douloureuses abdominales s'accompagnent de fièvre, même peu élevée; lorsque, au moment de ces crises, il existe au point de Mac Burney une douleur localisée à la pression, déterminant un état nauséeux et l'altération des traits; lorsqu'il existe une hyperesthésie cutanée à ce niveau; lorsqu'on ne constate aucune autre cause appréciable de colite muco-membraneuse.

Dans la colite sans appendicite, les douleurs siègent principalement le long du côlon transverse, au voisinage de l'ombilic; elles surviennent presque uniquement à l'occasion des garde-robes et sont suivies de l'expulsion de mucosités. Devront toujours être suspectes les douleurs localisées à droite et survenant à distance des garde-robes.

Voici, entre autres observations personnelles, l'observation bien significative de Mlle M..., de S..., près Mantes.

Cette jeune fille, malade depuis six ans environ, avait été traitée, à diverses reprises et sans succès, pour une maladie étiquetée colite muco-membraneuse, jusqu'au jour où elle nous fut adressée. Effectivement elle présentait au grand complet le tableau classique de cette affection, la constipation opiniâtre, les muco-membranes, des crises douloureuses abdominales sans localisation bien précise, un état dyspeptique permanent caractérisé par un appétit capricieux, des nausées, de la flatulence, des douleurs tardives après les repas avec sensation de brûlure. Il existait de plus un état nerveux des plus accentués : sommeil entrecoupé de cauchemars, modifications du caractère, impossibilité de se livrer à une occupation quelconque, etc.

Notre diagnostic fut conforme à celui qui avait été porté précédemment; mais, malgré le traitement le plus rationnel, poursuivi pendant plusieurs mois (y compris un traitement à Plombières), aucune modification sensible ne se produisit dans l'état de la malade. Dans le but de la suivre de plus près, nous la fîmes venir à Paris et, quelques jours après son arrivée dans la maison de santé, elle eut sous nos yeux une légère crise appendiculaire, conforme au tableau que nous avons tracé : douleur modérée au point de Mac Burney; fièvre peu intense (38°-38°5), etc. Un interrogatoire serré nous apprit que déjà, à plusieurs reprises, des crises analogues, avec état fébrile passager, étaient survenues et que le début de la maladie avait été marqué par un incident aigu, de même ordre, mais plus intense, car il y avait eu une fièvre vive, du ballonnement du ventre, etc. Le nom d'appendicite n'avait pas été prononcé à ce moment.

Voici donc un cas de colite muco-membraneuse que légitimement nous pouvions considérer comme primitive, puis comme s'étant compliquée secondairement d'appendicite et qui, en réalité, n'était autre qu'une colite secondaire à l'appendicite.

Après l'intervention pratiquée par le Dr Souligoux (avril 1903), la constipation alla en s'atténuant graduellement, les douleurs abdominales cessèrent immédiatement.

Aujourd'hui (janvier 1904), une lettre de Mlle M... nous apprend que l'intestin a repris son fonctionnement normal, la constipation, les douleurs abdominales, les mucosités ont complètement disparu. Les troubles gastriques ont également pris fin; le sommeil est excellent, l'état nerveux particulièrement accusé chez la malade (ce qui nous avait d'abord fait considérer sa colite comme étant sous la dépendance du nervosisme), cet état s'est radicalement modifié.

Nous possédons quatre autres observations personnelles calquées sur la précédente (onze ans de maladie dans un cas, trente ans dans un autre!). Nous avons relevé, au cours de nos lectures, quelques observations semblables, entre autres une de M. Mauclaire (obs. I de la thèse de Vouzelle), l'observation I de la thèse de M. Ehrmann (22), plusieurs observations de la thèse de M. Rastouil, et beaucoup d'autres malheureusement écourtées, sans détails suffisamment précis et où la relation de cause à effet entre l'appendicite et la colite a échappé, mais peut se déduire des anamnestiques. Au surplus, nous sommes convaincus que l'attention étant appelée sur ce point, on ne tardera pas à reconnaître que l'*appendicite chronique est une des causes efficientes les plus fréquentes de la colite muco-membraneuse.*

En effet il n'est pas douteux pour nous que l'appendicite ne soit en réalité primitive dans beaucoup de cas où elle a semblé n'être que secondaire, en raison de son début insidieux, de son évolution lente. On a d'ailleurs l'impression que les partisans de la « colite primitive » sont quelque peu embarrassés pour éliminer l'appendicite du tableau qu'ils tracent de la maladie à son début. Ainsi M. Bernard (13), après avoir rappelé les symptômes attribués à la colite, les troubles gastriques et intestinaux, les douleurs sourdes, plus prononcées dans la fosse iliaque droite, s'exprime ainsi. « Nous n'avons guère jusqu'ici que des symptômes de colite et pourtant l'appendice est déjà atteint » et plus loin, en décrivant les crises douloureuses plus intenses, avec quelques nausées, léger état fébrile qui appellent l'attention sur l'appendicite, il écrit : « On arrive à conclure que, le plus souvent, on a une exagération d'un état qui a existé dès la première apparition de la colite. Il n'y a pas eu appendicite au début de l'affection, mais souvent, il y a eu, dès cette époque, un état appendiculaire, une sorte d'appendicisme prédisposant à l'appendicite vraie ».

Sans vouloir discuter les termes ambigus de cette phrase, sans vouloir rechercher ce qu'est cet appendicisme qui prédispose à l'appendicite, nous retiendrons le fait qu'en réalité certains auteurs sont des plus embarrassés pour faire le départ entre la colite et l'appendicite et qu'ils n'auraient pas grand effort à faire pour adopter l'explication que nous proposons et qui est la suivante :

L'appendice peut être, pendant un temps plus ou moins long, le siège d'altérations à évolution très lente, et à signes locaux nuls ou peu marqués, à retentissement général prédominant au contraire. Les troubles morbides dont on constate peu à peu la genèse, qui se surajoutent successivement les uns aux autres jusqu'à constituer un ensemble assez significatif pour appeler l'attention sur l'appendice, ces troubles : gastriques, intestinaux, nerveux ne sont pas le fait d'une colite primitive, mais au contraire la résultante, soit réflexe, soit toxi-infectieuse d'une lésion primitive de l'appendice.

Nous sommes convaincus que l'histoire de l'appendicite chronique est à refaire en grande partie et que le nombre des appendicites chroniques d'emblée, sans crise aiguë primitive, à symptomatologie protéiforme et imprécise pendant longtemps, est fort considérable.

Nous estimons, en particulier, que la colite muco-membraneuse, peut-être primitive dans un certain nombre de cas, est très fréquemment secondaire à une lésion appendiculaire initiale qui par la voie du sympathique provoque secondairement le spasme, la constipation, l'hypersécrétion muqueuse.

Comment expliquer autrement ces faits personnels, ou publiés par d'autres, de colite disparaissant quelque temps après l'ablation de l'appendice? Il est vrai que certains, notamment M. Marfan (30), M. de Langenhagen dénient à l'opération toute influence sur la marche de la colite qui continuerait à évoluer. Nous ferons observer qu'effectivement les symptômes de colite ne disparaissent pas instantanément; dans un de nos cas, six mois environ se sont écoulés avant la guérison définitive; mais il ne faut pas perdre de vue que si la cause : l'appendicite, a disparu, les troubles nerveux, les modifications encore mystérieuses du sympathique n'en persistent pas moins et qu'il leur faut un temps plus ou moins long pour disparaître à leur tour. Quand on parvient à supprimer la cause d'une sciatique, les douleurs, l'atrophie musculaire, etc., caractéristiques de la névrite, n'en persistent pas moins pendant un certain temps[1]!

On a signalé la coïncidence fréquente du rein mobile et de l'entéro-colite muco-membraneuse. La *néphroptose* se rencontre même à son degré maximum chez les personnes atteintes de colite. M. Mathieu (*Soc. de Thérapeutique*, mai 1897) ne pense pas que le rein mobile soit capable à lui seul de déterminer l'entérite muco-membraneuse s'il n'existe auparavant une prédisposition à cette affection. Mais la colite peut être aggravée ou simplement entretenue par la néphroptose; celle-ci occasionne un tiraillement persistant ou répété des plexus nerveux abdominaux dont le premier résultat est d'exagérer la sensibilité de l'intestin. Cette hyperesthésie intestinale amène la contracture douloureuse du gros intestin et, par suite, la constipation.

Voici ce que nous écrivions à ce sujet (24) : « De même que nous avons

1. Au moment de livrer notre travail à l'impression, nous trouvons dans la thèse récemment parue de M. Jouaust (janvier 1904), la confirmation de l'opinion que nous soutenons. Cet auteur démontre avec observations à l'appui la fréquence de la colite muco-membraneuse comme manifestation secondaire d'une appendicite atténuée. Dans une communication plus récente encore (Soc. Méd. des Hôpitaux, 4 mars), MM. Soupault et Jouaust (44) signalent 21 cas d'appendicite comme cause d'entérite muco-membraneuse.

considéré les troubles gastriques comme subordonnés à la même cause générale que l'entéro-colite, de même, à notre avis, faut-il considérer l'atonie intestinale, puis la colite et l'entéroptose comme des accidents dont le point de départ doit être cherché dans un trouble primitif du système nerveux. C'est là l'opinion de Malibran, qui nous paraît plus rationnelle et comme supportant bien mieux la discussion que la théorie quelque peu quintessenciée de Glénard, accordant à l'entéroptose un rôle pathogénique des plus discutables. »

Quoi qu'il en soit, nous devons constater, toute théorie mise à part, que la fixation du rein a suffi dans quelques cas pour faire disparaître la colite. L'observation de M. Weber (*Soc. de Thérapeutique*, 24 octobre 1894), est significative à cet égard. Le rein ptosé peut donc déterminer la colite par voie réflexe; celle-ci peut disparaître quand les tiraillements exercés sur les plexus rénaux ont cessé.

Dans quelques cas nous avons relevé la *lithiase biliaire* dans les antécédents de malades atteint d'entéro-névrose, que nous considérions simplement comme l'une des multiples manifestations du neuro-arthritisme de ces malades, sans établir une relation de cause à effet entre ces deux affections. Il est possible cependant que cette relation existe et que la lithiase puisse déterminer par voie réflexe la colite muco-membraneuse. Dans deux cas récemment observés par nous, l'apparition de la colite a été précédée à brève échéance d'accès francs de coliques hépatiques.

Depuis Nonat on connaît les relations de la colite avec *les affections utéro-annexielles;* certains gynécologistes attribuent même à ces affections un rôle capital (Reynès, 15); Litten dit avoir constaté la colite chez 80 p. 100 des utérines. Par contre, M. de Langenhagen, qui a l'occasion d'observer à Plombières un grand nombre de cas de colite, n'a relevé la métrite ou les inflammations ovaro-salpingiennes que dans 19 p. 100 des cas, proportion qui se rapproche beaucoup plus de la vérité. Encore une théorie, dit-il, qui s'effondre devant la puissance des chiffres!

Pour expliquer les relations d'ailleurs incontestables de la colite et des affections utéro-annexielles, diverses théories ont été émises : théorie mécanique (compression exercée par les tumeurs fibreuses, les brides péritonéales, reliquat de péritonites anciennes, par les déviations utérines, par l'utérus gravide); théorie réflexe (tiraillements exercés par l'utérus prolabé); enfin théorie infectieuse soutenue par Monod, Morau, Ozenne, Pichevin, Ollivier, Hugo Panster; la colite serait la résultante de la propagation à l'intestin de l'inflammation utérine par l'intermédiaire des lymphatiques (voir la thèse de Letcheff, Paris, 1895). Cette dernière théorie est sujette à caution... La guérison rapide, pour ainsi dire instantanée de la colite, après traitement de l'affection causale, dans un certain nombre de cas, démontre mieux que tout argument l'origine réflexe des troubles intestinaux.

Il est à remarquer que si les auteurs diffèrent sur l'interprétation à donner du mécanisme par par lequel se produit la colite chez les femmes atteintes d'affections utéro-annexielles, ils sont unanimes à reconnaître qu'elle est secondaire. Pourquoi dénier à l'appendicite le rôle de cause provocatrice que l'on accorde aux affections de la femme?

Telles sont les différentes influences locales que l'on peut incriminer dans un grand nombre de cas; mais souvent aussi ces influences font défaut et la seule cause appréciable est le *nervosisme* héréditaire ou acquis. Celui-ci n'est plus seulement une condition prédisposante, comme nous l'avons indiqué précédemment, il est alors la cause déterminante unique du syndrome. Lentement ou brusquement l'entéro-névrose survient chez des sujets, soit atteints d'une névrose dûment caractérisée : hystérie, neurasthénie, goitre exopthalmique, soit simplement névropathes. Que ces prédisposés soient en proie à de violents chagrins, qu'ils se livrent à des travaux intellectuels prolongés, qu'ils surmènent leur système nerveux, de toutes façons, par les veillées, les émotions du jeu, etc., l'entéro-névrose pourra éclater chez eux, sans intervention d'une autre influence. Boas (39) a vu à la suite d'une émotion violente le syndrome de l'entéro-névrose éclater brusquement chez un enfant. M. Brocchi (41) a relaté deux cas de « colite » survenus, l'un à la suite d'une grave émotion, l'autre à la suite d'un traumatisme léger chez un homme et chez une femme en parfait état de santé habituel, n'ayant aucun passé dyspeptique. 7 malades vus par nous faisaient remonter le début de leurs accidents à un violent ébranlement nerveux (pertes d'argent, deuil, etc.). Les malades deviennent neurasthéniques et en même temps apparaissent les désordres intestinaux. Il n'est pas indifférent de rappeler que ces désordres retentissent à leur tour sur le système nerveux par différents mécanismes (douleurs, insomnie, insuffisance d'alimentation, etc.), qu'ainsi l'effet retentit sur la cause et que le malade tourne dans un véritable cercle vicieux.

Surtout fréquente chez les neurasthéniques ou les simples névropathes, l'entéro-névrose peut faire partie intégrante du complexus symptomatique de l'hystérie. D'autre part M. Bernard (32) a eu cinq fois l'occasion d'observer la concomitance du goitre exopthalmique, argument puissant en faveur du rôle du sympathique.

Il n'est pas jusqu'aux affections organiques du système nerveux : tabès, paralysie générale (F. Bernard), qui ne puissent jouer le rôle de cause provocatrice.

Il nous semble superflu d'insister sur l'influence des causes nerveuses générales sur l'éclosion d'une maladie dont la nature nerveuse fonctionnelle ne fait de doute pour aucun de ceux qui ont eu l'occasion de l'observer spécialement. Leyden, Vanni, nous l'avons rappelé, la considèrent comme une névrose vaso-motrice et sécrétoire. Mendelson (Mucous colitis a functional Neurosis, *Medical Record*, 30 janvier 1887) se rattache à cette opinion : « La pathogénie de la colite est dominée par des troubles fonctionnels de l'innervation intestinale, troubles analogues à ceux qui provoquent chez les hystériques la miction spasmodique, les vomissements incoercibles ou la salivation, et les troubles intestinaux, une fois établis, deviennent le point de départ de futurs troubles nerveux : dépression psychique, etc. »

Il existe encore cependant quelques dissidents. M. Mathieu n'admet pas l'origine nerveuse pure de la « colite », il ne considère pas comme démontré que les manifestations côliques soient l'expression directe d'une viciation de l'innervation gastro-intestinale et représentent une névrose sécrétoire du gros intestin. Il n'y a pas d'autre cause pour lui que l'irritation de la muqueuse intestinale...

La théorie « nerveuse » a toujours été la nôtre; de nombreux arguments viennent l'étayer :

S'il est vrai que l'on a pu invoquer avec raison nombre de causes très dissemblables, à l'origine des accidents de colite, il n'en est pas moins vrai que toutes ces causes retentissent sur l'intestin par un seul et même mécanisme : qu'il s'agisse de compression de l'intestin par une bride cicatricielle, d'appendicite, d'entérite, de tiraillements exercés par un rein mobile, de lésions utérines, etc., toutes ces causes ont leur retentissement sur l'intestin par l'intermédiaire du sympathique qui réagit en provoquant des troubles sécrétoires (constipation, diarrhée, production de mucus), des troubles vaso-moteurs (congestion, hémorragies), des troubles moteurs (spasme, atonie), des troubles sensitifs (douleurs abdominales), des troubles trophiques (ptoses). Ces troubles surviennent d'autant plus aisément qu'ils atteignent des sujets essentiellement prédisposés, des sujets neuro-arthritiques par hérédité ou devenus nerveux par surmenage cérébral, chagrins, etc. Il y aurait chez eux une impressionnabilité toute spéciale du grand sympathique. D'ailleurs les causes locales ne sont pas nécessaires pour impressionner le sympathique; celui-ci peut être ébranlé par une cause générale, c'est-à-dire centrale. C'est ainsi que peut s'expliquer l'influence des différentes névroses et celle des affections organiques du système nerveux.

L'expérimentation permet, jusqu'à un certain point, de déterminer une irritation du sympathique abdominal se traduisant par des selles glaireuses. MM. Bernard (32) et Hallion ont pu provoquer chez un lapin et chez un chien des selles glaireuses en lésant (par section ou ligature) les filets des plexus mésentériques. D'autre part M. Soupault (42) a pu, en irritant, chez le lapin, la vésicule biliaire, la trompe ou l'appendice, provoquer des selles glaireuses, sans qu'il y ait infection; ou bien encore en mobilisant le rein. Nous ne parlons pas des expériences de M. Beaussenat, car les entérites expérimentales obtenues par lui relèvent exclusivement d'un processus infectieux.

En somme, nous appuyant sur l'observation d'un grand nombre de malades présentant tous, sans exception, les attributs du neuro-arthritisme qui prédispose à la « faiblesse irritable » du système nerveux, nous admettons que le syndrome étiqueté à tort « colite muco-membraneuse » est un ensemble de troubles fonctionnels du grand sympathique abdominal, une trophonévrose sécrétoire, motrice et sensitive, survenant uniquement chez une certaine catégorie de prédisposés et pouvant être provoquée suivant les cas :

1° Soit par une *cause cérébrale* (neurasthénie, névroses diverses, ébranlement nerveux subit et violent);

2° Soit par une *cause locale* dont le point de départ peut être :

*a*) L'intestin : irritation de la muqueuse : appendicite, entérites diverses, fissure anale, hémorroïdes; compressions par brides; tiraillements par adhérences épiploïques, etc.

*b*) Le rein : tiraillements exercés par le rein mobile;

*c*) Le foie : réflexes dus à la lithiase biliaire;

*d*) Les organes génitaux : compressions, adhérences; tiraillements exercés par l'utérus prolabé, etc.

La constipation était attribuée autrefois uniquement à l'atonie de l'intestin. La notion du *spasme*, introduite par Kussmaul, par Fleiner, est devenue classique dans ces dernières années; d'ailleurs rien de plus facile que de prendre « sur le fait » le spasme. Le doigt qui palpe sent que certains segments de l'intestin sont durs, roulent sous le doigt comme une corde, un tuyau de pipe; les selles sont effilées, comme étirées à la filière. Dans le cas d'*atonie*, au contraire, les anses intestinales se confondent en une masse molle, pâteuse; on a la sensation de l'intestin chiffon, suivant l'expression du Dr de Langenhagen; on provoque du gargouillement, du clapotage au niveau du cæcum, du côlon transverse distendu.

Le spasme et l'atonie peuvent donc relever de la même pathogénie. Ce qu'il importe de savoir c'est qu'il n'existe pas des formes distinctes caractérisées l'une par le spasme, l'autre par l'atonie. Spasme et atonie s'observent chez le même sujet, soit successivement, soit simultanément. On constate par la palpation que certains segments de l'intestin sont contracturés, alors que d'autres sont dilatés, on sent la contracture disparaître sous la main qui palpe ou bien au contraire se produire au niveau d'une anse qui paraissait dilatée; on observe l'alternance, toujours chez le même sujet, des selles effilés et des selles compactes, volumineuses ou des scybales, etc. Rien n'explique mieux cette succession de phénomènes spasmodiques et d'atonie que la qualification de faiblesse irritable donnée au déséquilibre nerveux qui se trouve à l'origine de ces accidents.

On a tendance aujourd'hui à admettre que le spasme est le premier dans l'ordre chronologique; toutefois on ne peut guère à cet égard que formuler des hypothèses; à notre avis la notion d'atonie doit conserver une place importante dans la pathologie intestinale. N'observe-t-on pas la constipation précoce chez des sujets atteints d'une asthénie constitutionnelle de tous les tissus, à paroi abdominale flasque, laissant échapper l'intestin aux orifices; atteints de varices, de varicocèle, d'hémorroïdes. Il ne faut donc pas être absolu dans les théories relatives au rôle respectif du spasme et de l'atonie. Il existe, à n'en pas douter, des constipations originellement atoniques. D'autre part le spasme nous paraît avoir le rôle primitif dans nombre de cas d'entéro-névrose, *parce que celle-ci a souvent pour origine un obstacle au cours des matières et qu'en vertu d'une loi générale de pathologie, le spasme est une conséquence constante de tout rétrécissement.*

## III

## TRAITEMENT DE L'ENTÉRO-NÉVROSE MUCO-MEMBRANEUSE

La thérapeutique doit s'inspirer largement des considérations qui précèdent relativement à la pathogénie de la maladie; aussi estimons-nous que l'on a fait fausse route jusqu'ici en attachant une importance trop exclusive aux traitements locaux, c'est-à-dire aux lavages, aux topiques portés à la surface de la muqueuse. Le traitement doit viser avant tout la suppression de la cause de l'excitation du sympathique, c'est-à-dire, suivant les cas, des causes locales qui peuvent la déterminer par voie réflexe ou de l'influence nerveuse générale qui peut également suffire à provoquer le syndrome : colite muco-membraneuse.

D'autre part, et dans tous les cas, abstraction faite de la cause provocatrice, il faut instituer un traitement général s'adressant au déséquilibre nerveux, au neuro-arthritisme précurseur et un traitement local visant spécialement le sympathique abdominal; ce traitement local consistera essentiellement dans l'emploi du massage et surtout de l'électricité, qui, dans certaines conditions d'application, donne des résultats remarquables, rapides et durables, encore peu connus de la masse des praticiens. L'emploi des laxatifs, celui des lavages ne devra jouer dans ce traitement qu'un rôle relativement effacé.

L'entéro-névrose muco-membraneuse a une réputation d'incurabilité qui n'a paru justifiée que parce que les traitements classiques étaient des traitements « à côté », entrepris à un point de vue trop exclusif. La plupart des médecins estiment qu'en combattant la constipation on peut venir à bout de la colite muco-membraneuse, et ne s'attachent guère qu'à provoquer la régularité des selles; encore emploient-ils trop souvent dans ce but les moyens médicamentaux, c'est-à-dire les laxatifs, dont le moindre inconvénient est d'exagérer le spasme intestinal, d'entretenir l'irritation de la muqueuse qui entretient à son tour l'excitation réflexe du sympathique. On perd de vue que si la constipation est un des éléments essentiels du complexus symptomatique, que si elle joue un rôle incontestable dans la production des troubles intestinaux, elle dépend elle-même de causes, soit générales, soit locales, qu'il importe avant tout de supprimer. Il n'est pas plus logique en pareil cas de traiter la constipation, en se désintéressant de ses causes, que de traiter uniquement le coryza chronique chez un enfant atteint de végétations adénoïdes que l'on ne chercherait pas à traiter.

En résumé, la colite muco-membraneuse exige un traitement pathogénétique.

Nous ne prétendons pas que l'on triomphera rapidement, et dans tous les cas, de la maladie. Il ne faut pas perdre de vue que trop souvent on se trouve en présence de malades atteints depuis plusieurs années, ayant subi des traitements intempestifs, de malades tombés, par suite de l'ancienneté du mal, dans un état de neurasthénie des plus graves, qui exigera de longs et patients efforts pour être modifié. Il ne faut pas oublier non plus que les récidives surviennent facilement et nous ne pouvons que reproduire ce passage de notre précédente monographie (24): « On peut dire des malades qui en sont atteints ce que l'on a dit souvent des tuberculeux: qu'ils ne guérissent qu'à la condition de ne se croire jamais guéris ».

Le traitement de la *cause* doit être la première préoccupation du praticien.

Le rôle primitif de la dyspepsie et notamment le rôle exclusif attribué à une modalité spéciale de la dyspepsie : l'hyperchlorhydrie, nous semble douteux, ces troublent paraissant dus à la même cause que ceux observés du côté de l'intestin. En tout cas, il ne suffit pas de traiter l'hyperchlorhydrie pour venir à bout de la colite, si l'on n'emploie pas en même temps les moyens généraux et locaux de traitement dont il sera question plus loin. Le régime lacté, généralement utile chez les hyperchlorhydriques et bien toléré par eux, échoue au contraire dans la plupart des cas de colite. Il augmente la constipation, détermine une flatulence des plus pénibles, etc., à tel point que nous considérons l'intolérance pour le lait comme caractéristique pour ainsi dire de la colite. D'ailleurs M. Glénard avait fait la même constatation; pour lui l'intolérance absolue pour le lait est un des caractères de l'entéroptose.

Le *régime* qui convient aux malades atteints de cette affection doit réaliser deux conditions :

*a*) Il doit être mixte, aucun régime exclusif n'étant indiqué;

*b*) Il doit exclure tous les aliments qui laissent des résidus susceptibles d'irriter mécaniquement l'intestin et d'autre part tous les aliments épicés ou fermentescibles.

Le régime doit être mixte: nous avons déjà noté l'intolérance pour le régime lacté exclusif ; le régime azoté a l'avantage de laisser peu de résidus, mais par cela même et aussi par ce fait que la viande est un excitant énergique, il augmente la constipation. Quant au régime végétarien exclusif, il laisse des résidus trop abondants et inutilisables, surtout si les végétaux frais, si les fruits y entrent pour une large part.

Il faut donc un régime mixte auquel doivent concourir les aliments azotés, les féculents, le laitage dans une faible proportion, quelques légumes verts et fruits. Dans ce régime mixte, les féculents sous diverses formes : en bouillie, en purée, etc., tiendront une place prépondérante, l'expérience ayant montré que chez les neuro-arthritiques les féculents constituent le régime de repos par excellence, la viande ayant au contraire des effets excitants, nuisibles, probablement par ses toxines qui exercent une action vaso-constrictive générale et notamment sur l'intestin où elles entretiennent le spasme.

Les aliments autorisés seront présentés à l'estomac, à l'état d'extrême division; c'est-à-dire que la viande sera pulpée, les féculents et légumes verts seront en purée, les fruits cuits, en compote, ce qui élimine tous les éléments d'irritation de l'intestin (enveloppes de céréales, débris de cellulose, etc.). D'autre part, les divers épices, les sauces, les aliments qui contiennent des toxines seront proscrits.

Ajoutons que si la qualité du régime a son importance, la quantité des aliments n'est pas indifférente à considérer.

Beaucoup de malades arrivent à s'alimenter d'une façon insuffisante, parce que leurs souffrances sont habituellement plus vives à la suite des repas. S'alimentant insuffisamment, ils maigrissent; leurs troubles nerveux augmentent par suite de la dénutrition. Il en résulte une sorte de cercle vicieux qu'il faut rompre. On parvient à réalimenter les malades en utilisant à la fois les ressources de la suggestion, celles du repos au lit qui calme les souffrances, enfin celles d'un régime féculent exclusif institué temporairement.

Quel sera donc le régime habituel, en dehors des crises aiguës qui nécessitent un régime particulier?

Les aliments à permettre sont les suivants:

Les potages au lait et aux pâtes; les bouillies à la farine lactée, à la farine de froment, d'orge, d'avoine, et le cacao au lait ; les œufs, peu cuits: à la coque, sur le plat, au lait; les viandes grillés ou rôties de bœuf, d'agneau, de veau; les cervelles bouillies ; le ris de veau ; certaines volailles (poulet, pigeon). Toutes les viandes seront très divisées, coupées menu ou hachées.

Les poissons à chair maigre (sole, merlan, brochet, truite, perche, barbue, turbot, etc.), cuits au court-bouillon, accommodés avec une sauce mousseline (crème, farine, jaune d'œuf); les légumes secs, les féculents (pommes de terre, pois, châtaignes, etc.), réduits en purée; les pommes de terres cuites sous la cendre, les salades cuites et légumes verts (chicorée, laitue, pissenlits, épinards, choux-fleurs, fonds d'artichauts, etc.), hachés, passés au tamis, accommodés au jus, au bouillon, au lait...

Les fruits cuits (cerises, abricots, poires, pruneaux, fraises, etc.) en compote peu sucrées; les pommes cuites au four; les pêches, le raisin, les figues crues, les bananes.

Les fromages frais (à la crème, demi-sel); les entremets aux œufs et à la farine: gâteaux de riz, de semoule, crèmes renversées, œufs à la neige; meringues, soufflés, pain en quantité très modérée (100-200 gr. par jour), grillé ou légèrement rassis, ou biscottes, Zwieback, Break fast.

Comme boissons on permettra: l'eau de source, les eaux de tables non gazeuses et peu minéralisées; Vittel, Evian, Contrexéville, etc.; l'extrait de malt coupé d'eau; le vin blanc très additionné d'eau. Les infusions chaudes sont utiles à la suite des repas.

Énumérons maintenant les aliments à interdire : le bouillon, les potages relevés (bisque, etc.), les ragouts, les viandes avec des sauces épicées, au vin ; certaines viandes à chair compacte et coriace, certaines volailles (oie, pintade); les gibiers de poil, la charcuterie, les viandes marinées, fumées et salées, les poissons gras (thon, saumon, maquereau, anguille, etc.), les crustacés et les coquillages;

Les choux, la choucroute, les tomates, l'oseille, les asperges, les salades et toutes les crudités; les épices, le vinaigre, les hors-d'œuvre, les graisses, les pommes de terres sautées, etc. (On peut autoriser le beurre cru en petite quantité.) Les pâtisseries, les petits fours, les bonbons et sucreries en général. Les vins mousseux ou acides; la bière, les liqueurs; le café, le thé.

En ce qui concerne les légumes verts, les fruits, les avis sont partagés. Dans les formes légères ils peuvent entrer pour une certaine part dans l'alimentation; dans les formes graves ils sont mal tolérés.

. . . . . . . . . . . . . . . . . . . . . . . . . . . . . . . . .

Existe-t-il un relâchement, une éventration de la paroi abdominale ayant entraîné la ptose intestinale, on peut être conduit à *reconstituer chirurgicalement la paroi abdominale affaiblie*.

Bien que les ptoses nous paraissent dues habituellement à la même cause générale que la colite, il existe cependant des cas ou le traitement de la ptose *par le repos au lit*, par *les moyens de contention* exerce sur la colite la plus heureuse influence, comme si la ptose était bien la cause de la colite. Il est donc indiqué, lorsque les ptoses existent, de soumettre les malades au repos au lit pendant un certain temps, puis au repos intermittent, c'est-à-dire à les condamner à la chaise longue pendant quelques heures par jour et en tout cas au repos dans le décubitus horizontal après le repas. Pendant la durée du séjour au lit on exercera une compression sur l'abdomen au moyen d'une forte couche d'ouate formant tampon et maintenue par un bandage de corps. Lorsque le malade sera autorisé à se lever on lui fera porter soit la sangle de Glénard, soit une ceinture d'une seule pièce, en tissu élastique, que l'on applique comme un caleçon de bain et qui est souvent mieux supportée par les malades que la sangle de Glénard.

Cette ceinture ou la sangle sont habituellement suffisantes contre le rein mobile; en soutenant l'intestin elles apportent indirectement un appui au rein, sans qu'il soit nécessaire d'y adjoindre une pelote rénale, dont l'application est mal faite par les malades et dont, par suite, l'utilité est contestable. On fait de plus en plus rarement la *nephropexie*, bien que cette opération ait été suivie dans quelques cas d'une guérison rapide. Ainsi M. Weber a cité l'observation d'une dame qui était atteinte de rein flottant et d'une colite muco-membraneuse rebelle; dix jours après la fixation du rein, la colite disparut spontanément.

Dans deux cas que nous avons observés, la *dilatation anale* pratiquée pour combattre des hémorroïdes douloureuses avec spasme anal, a fait disparaître la colite concomitante qui, dans l'un de ces cas, existait depuis six à sept ans. Le Dr Roussel, de Saint-Étienne (31), a obtenu le même résultat heureux chez un malade souffrant à la fois de fissure anale et d'entéro-colite muco-membraneuse.

Les considérations que nous avons émises au sujet du rôle de l'appendicite justifient suffisamment le conseil formel que nous donnons de pratiquer l'*ablation de l'appendice* dans tous les cas où l'on constatera que cet organe est douloureux, qu'il a été le siège de poussées inflammatoires successives. On a nié, nous l'avons indiqué, l'influence favorable de l'appendicectomie sur la colite ; mais nos observations nous permettent de nous inscrire en faux contre cette assertion. Que risque-t-on à pratiquer une opération inoffensive d'où peut dépendre la guérison complète des malades?

D'ailleurs, il n'existe pas de traitement médical, au sens absolu du mot, de l'appendicite chronique. Le repos, le régime, les autres moyens soulagent les malades, espacent les crises, mais les récidives sont inévitables...

Quand il existe une cause de compression de l'intestin, par une bride notamment, la *laparotomie* devient une nécessité; mais la difficulté est de faire un diagnostic exact!

La compression de l'intestin est plus facile à déceler quand on constate une affection utérine, telle qu'un fibrome, ou bien une rétroversion. D'ailleurs, ce n'est pas uniquement en comprimant l'intestin qu'agissent les affections utéro-annexielles : elles peuvent encore retentir par voie réflexe sur les plexus sympathiques. Quoi qu'il en soit, il est du devoir de tout médecin d'agir sur les affections des organes génitaux par les moyens appropriés, de corriger les déviations, le prolapsus par le *massage*, l'*hystéropexie*, de traiter la métrite par la *dilatation* et les *pansements consécutifs*, d'employer dans la plupart des cas, les grandes *injections vaginales chaudes*, administrées lentement et sans pression, les *lavements chauds* qui décongestionnent les organes pelviens, activent la circulation à leur niveau et favorisent la résorption des exsudats...

Il existe depuis peu un *traitement chirurgical* de la colite muco-membraneuse, traitement que nous devons mentionner, ne serait-ce que pour déconseiller d'y avoir recours! La colostomie a été pratiquée pour la première fois par le chirurgien anglais Keith, en juin 1894, chez un malade atteint d'une forme grave de colite; ultérieurement Hale-White, Golding Bird, publièrent en 1895, 1896, 1898 quatre cas de colite chronique rebelle, guéris par la colostomie droite. En Italie, Giordano, Schiassi (29) ont eu recours à la même intervention.

Une autre opération, l'entéro-anastomose, a été pratiquée pour remédier aux mêmes accidents; au lieu d'aboucher l'intestin à la peau, on l'ouvre dans un segment sous-jacent de l'intestin lui-même, de telle sorte que les matières passent directement dans ce segment sans entrer au contact des surfaces malades (Giordano, Mannotti, Lindner, Lympuis, Phocas). On trouvera tous les détails désirables dans la thèse de M. Labey (28).

Quelles seraient les indications de l'intervention chirurgicale? Labey indique l'insuccès complet du traitement médical chez les malades atteints de forme grave de colite, en proie à des souffrances continuelles et entraînant des troubles de la nutrition pouvant aboutir à la cachexie.

Mais ces formes graves sont rares, eu égard à la très grande fréquence de la maladie. Sans doute elles sont incurables, mais on parvient toujours à soulager les malades et à leur procurer un modus vivendi acceptable au moyen d'un traitement rationnel substitué à des traitements souvent nuisibles.

Encore moins les accidents aigus, tels que l'obstruction intestinale, sont-ils justiciables d'une intervention. Dans ces cas encore, un traitement médical bien conduit vient à bout des accidents, ainsi que le fait s'est produit chez une malade de M. Mathieu, dont on trouvera l'histoire dans le *Traité des maladies de l'estomac et de l'intestin* de cet auteur.

Ajoutons que la lecture des observations contenues dans la thèse de M. Labey nous a inspiré des doutes au sujet de l'exactitude du diagnostic de la nature de certaines colites opérées.

Passons maintenant en revue les *divers traitements locaux*. Combattre la constipation est l'unique préoccupation des malades; c'est aussi, pour beaucoup de médecins, le but principal à atteindre. Nous avons suffisamment insisté sur ce point qu'il convenait surtout de combattre la constipation, soit par la suppression de la cause qui entretient le spasme réflexe, soit par les moyens qui agissent sur le système nerveux central et sur le sympathique abdominal.

Il n'en faut pas moins, en attendant les résultats de ces traitements de longue haleine, exonérer l'intestin de son contenu pour éviter les effets de la stercorémie sur l'organisme et supprimer la cause d'irritation de l'intestin créée par la constipation même. Les lavages, les lavements d'huile répondent à cette indication mieux que les laxatifs qui, pour la plupart, irritent l'intestin et constituent eux aussi une cause permanente d'irritation de cet organe.

Qu'on n'attende donc pas de nous une longue et inutile énumération des moyens médicamenteux. Si quelques-uns sont particulièrement nuisibles, presque tous le sont à un degré quelconque. Sont à éviter dans tous les cas les purgatifs drastiques : jalap et eau-de-vie allemande, scammonée, gomme-gutte, coloquinte, etc.; les purgatifs salins, sauf, à titre exceptionnel, quand il existe des débâcles diarrhéiques, avec selles fétides; aussi ne pouvons-nous confirmer l'opinion de M. Glénard qui conseille dans les cas de ptose l'emploi quotidien du sulfate de soude... Nous prescrivons habituellement, au début d'un traitement, des *graines de lin ou de psyllium*, à la dose d'une à deux cuillerées à soupe par jour, prises avant les repas, dans un demi-verre d'eau fraîche. Ces graines, par macération dans l'eau, développent un mucilage auquel elles doivent leurs effets. Souvent dans les formes légères avec atonie ou spasme peu prononcé, elles suffisent à provoquer les évacuations, surtout quand on combine l'emploi avec celui des lavages; mais dans les cas plus rebelles elles sont insuffisantes; quand l'intestin est atone, elles s'accumulent dans l'intestin et ne sont expulsées que peu à peu, partiellement, comme le démontre l'examen des selles à la suite d'un lavage ou d'une purgation avec l'*huile de ricin*.

C'est à ce dernier médicament qu'il faut avoir recours; habituellement on le prescrira à faibles doses (une à deux cuillerées à café) répétées tous les deux ou trois jours ou à intervalles plus grands, suivant les cas. A ces doses, l'intestin réagit, sans irritation.

Les *lavages de l'intestin* sont considérés par la plupart des médecins comme la base du traitement. Bien qu'ayant contribué à en vulgariser l'emploi méthodique dans cette affection, nous avons tendance, aujourd'hui, non à les abandonner complètement, car ils sont indispensables, mais à en restreindre l'usage, et cela pour deux raisons : 1° parce que leur emploi répété n'est pas exempt d'inconvénients et parce que, même employés avec mesure, ils sont nuisibles dans certains cas; 2° parce que les lavages ne constituent le plus souvent qu'un traitement palliatif, précieux à la vérité, mais ne s'adressant pas à la cause même du mal, tandis que l'électricité convenablement maniée répond d'une façon plus satisfaisante à l'indication d'un traitement pathogénique.

Le Dr de Langenhagen, de Plombières (3), a plaidé tout récemment la cause des lavages; considérons surtout son plaidoyer comme une manifestation de reconnaissance à l'égard d'un moyen qui était incontestablement le meilleur de ceux que l'on pouvait employer localement jusqu'ici; mais il ne peut prévaloir contre ce fait que nous avons actuellement dans l'électricité une ressource de tout premier ordre, susceptible d'amener une guérison rapide et durable, alors que les lavages ne sont en effet semblables que dans les formes très légères de la colite.

Rappelons très brièvement, — car elle est classique, — la technique des lavages :

Le récipient est le bock injecteur, en tôle émaillée ou en verre, d'une capacité de deux litres, muni d'un long tuyau de caoutchouc relié par un ajutage à la canule rectale dite à entéroclyse, canule souple, en caoutchouc rouge, longue de 30 centimètres environ et d'un diamètre de 10 à 12 millimètres, percée près de son extrémité de deux trous latéraux.

La hauteur à laquelle est élevé le récipient constitue la pression, et l'avantage du bock sur l'irrigateur est que l'on peut graduer à volonté la pression, suivant la hauteur à laquelle on porte le récipient. La pression moyenne doit être de 30 à 60 centimètres. Les pressions plus fortes augmentent le spasme intestinal. La vitesse d'écoulement du liquide peut être également réglée à volonté, suivant le degré d'ouverture du robinet de l'ajutage.

Le liquide à injecter est de l'eau, soit l'eau purement et simplement bouillie au préalable, soit une décoction de substances mucilagineuses (racines de guimauve, graines de lin).

La dose du liquide à injecter varie de 1 litre et même moins, à 1 litre et demi, suivant la tolérance du malade. Il peut être utile de débuter par une quantité inférieure à un litre quand le spasme est très prononcé. L'addition de substances médicamenteuses nous paraît le plus souvent inutile; à l'exemple de beaucoup de nos confrères nous avons employé l'ichtyol et d'autres topiques soi-disant modificateurs; nous avons définitivement abandonné cette pratique, car le plus souvent nous avons constaté une recrudescence du spasme, des douleurs à la suite de leur emploi. Le chlorure de sodium lui-même n'est pas exempt d'inconvénients dans certains cas; par contre, nous employons volontiers le bicarbonate de soude, qui dissout le mucus et dont l'action sur la vitalité des revêtements muqueux est loin d'être indifférente (10-30 grammes par litre).

La température du liquide n'est pas non plus valeur négligeable. En général la température voisine de celle du corps (37°-38°) est celle qui convient le mieux. Plus chaud le liquide peut exagérer le spasme quand celui-ci prédomine. Par contre, si l'atonie prédomine, il peut être nécessaire de porter le liquide à des températures supérieures (42°-45°) qui réveillent temporairement la contractilité des fibres musculaires lisses.

Le patient doit être couché horizontalement, soit sur un lit garni de toile cirée, avec un bassin plat ou à plan incliné, glissé sous le siège, soit étendu sur le plancher avec un matelas interposé. Il gardera la position horizontale au début de l'irrigation, puis, s'inclinera sur le côté droit, de manière à favoriser la pénétration du liquide jusque dans les parties les plus reculées du côlon qui sont principalement le siège des muco-membranes.

Les lavages sont surtout utiles quand les malades éliminent uniquement des scybales, quand celles-ci agglutinées par le mucus et adhérentes à l'intestin ne sont expulsées qu'au prix d'efforts très pénibles. Ils sont nécessaires au début d'un traitement parce qu'il y a nécessité de vider le côlon et de supprimer la cause d'irritation produite par les scybales. Mais après quelques lavages quotidiens il importe d'espacer ceux-ci et de combattre la tendance qu'ont la plupart des malades à en perpétuer l'usage journalier, dès qu'ils ont pu apprécier le soulagement notable apporté par les premiers lavages.

Les malades qui étaient pharmacomanes et avaient épuisé toute la série des laxatifs ne sont pas moins ardents à abuser des irrigations intestinales; nous en avons vu qui faisaient deux ou trois lavages par jour et qui, par ce moyen, avaient réussi à ne plus obtenir une seule selle spontanée!

Les lavages doivent donc être espacés; le nombre de deux par semaine est une limite maxima que nous dépassons rarement et que nous cherchons souvent à abaisser.

Les lavages sont encore indiqués temporairement, pour l'usage quotidien, lors des débâcles avec selles diarrhéiques, fétides, fièvre, bien qu'à la vérité ils ne soient peut-être pas non plus exempts d'inconvénients dans ces cas, en favorisant l'absorption de produits septiques (?).

Constatons cependant avec impartialité qu'habituellement ils amènent une détente rapide.

Passons maintenant en revue les inconvénients qu'on leur attribue : le Dr de Langenhagen a fait remarquer, non sans raison, que si les lavages étaient passibles de certains reproches, c'est moins la méthode elle-même que la façon défectueuse dont elle était parfois appliquée qu'il fallait incriminer.

On a reproché aux lavages d'entretenir, d'augmenter l'atonie de l'intestin. Il est certain qu'un certain nombre de malades qui depuis plusieurs mois ou plusieurs années faisaient un lavage quotidien, ont de nouveau des selles spontanées, exemptes de glaires et non douloureuses, après suppression ou espacement des lavages; que quelques-uns, qui, avant l'emploi du lavage, avaient de temps à autre des selles spontanées, cessent complètement d'en avoir, après quelques mois de traitement par ce moyen.

On a reproché d'autre part aux lavages de provoquer ou d'exagérer le spasme et l'irritation intestinale, la sécrétion des muco-membranes.

Ces divers reproches sont fondés, mais, ainsi qu'il est dit plus haut, il faut surtout incriminer la façon dont les lavages sont pratiqués plutôt que le procédé lui-même. Trop fréquemment répétés, ils n'ont plus d'action sur les intestins atones, l'habitude émoussant l'acte réflexe; trop répétés ou bien employés avec une pression exagérée, ils entretiennent ou augmentent le spasme et l'hypersécrétion glaireuse.

Quels sont leurs effets quand ils sont utilisés avec discrétion et suivant une technique irréprochable? En général, ils sont suivis d'une amélioration marquée. L'exonération complète de l'intestin qui en est la conséquence amène une sédation presque immédiate des douleurs et autres phénomènes locaux, une modification heureuse dans l'état général, la disparition de l'anorexie, de la céphalée, des vertiges, etc.; les malades se sentent transformés.

L'amélioration est quelquefois durable; les selles se produisent à nouveau spontanément; elles ne sont plus réduites en scybales, ni effilées, preuve que l'atonie, que le spasme ont disparu. Dans ces cas heureux on ne peut s'empêcher de penser que le lavage a non seulement exercé son action mécanique sur la rétention stercorale, mais encore une action antispasmodique. Mais il est loin d'en être ainsi dans tous les cas; souvent, après une détente de durée variable, les accidents primitifs se reproduisent et l'on est conduit ainsi à perpétuer l'emploi des lavages, toujours suivi d'amélioration, mais non d'une guérison définitive.

D'ailleurs, dans certains cas, les lavages sont inutiles : le liquide pénètre facilement, mais le malade ne l'expulse pas; il y a atonie absolue de l'intestin. Dans d'autres ils sont inutiles et nuisibles : c'est dans les cas où l'intestin présente une telle excitabilité que l'introduction de la canule amène immédiatement une contracture spasmodique du rectum et de l'S iliaque s'opposant à la pénétration du liquide. Dans ces cas il y a souvent, après les tentatives de lavage, recrudescence des phénomènes douloureux.

Certains malades reviennent des stations thermales plus souffrants qu'au départ parce qu'on n'a pas su reconnaître chez eux cette hyperexcitabilité spéciale et qu'on a insisté à tort sur l'emploi des lavages, au lieu de se borner aux bains prolongés, aux applications chaudes locales, à l'usage de la belladone, seuls moyens dont ces formes « éminemment irritables » sont justiciables. Il y a des intestins auxquels il ne faut pas toucher! notamment dans les cas d'appendicite chronique.

En résumé, les lavages faits suivant les règles — car les erreurs de technique ne peuvent évidemment entrer en ligne de compte pour l'application de la valeur de ce moyen — les lavages, disons-nous, produisent presque toujours une amélioration immédiate et marquée. Parfois ils peuvent prétendre à un rôle curatif, quand ils sont suivis de guérison au bout d'un temps plus ou moins court. Même dans les cas où ils n'amènent pas la guérison ils n'en constituent pas moins un moyen palliatif des plus précieux, un « modus vivendi » fort apprécié des malades.

Il faut seulement éviter de tomber dans l'erreur de ceux qui se croient quittes envers les malades quand ils ont prescrit quelques lavages, une cuillerée à café d'huile de ricin de temps à autre et un régime alimentaire. A la vérité les lavages ne valent qu'autant qu'on ne néglige pas le traitement de la cause et le traitement nerveux général; d'autre part, en tant que moyen local de traitement, ils nous paraissent moins efficaces que l'électricité dont les résultats remarquables nous ont réellement frappé, sans que d'ailleurs nous puissions assurer que celle-ci réussira dans tous les cas. Ils resteront toujours une ressource précieuse, lorsque l'emploi de l'électricité sera pratiquement impossible.

Il n'a pas été question jusqu'ici de la douche ascendante, moyen brutal qui exagère le spasme et qui est aujourd'hui abandonné dans les stations thermales où on l'utilisait.

La vogue qu'ont perdue les lavages, les *lavements d'huile* en ont bénéficié. Préconisés par Kussmaul et Fleiner ils font partie aujourd'hui de la thérapeutique courante. On emploie l'huile d'olive ou l'huile de pavot (d'un prix moins élevé) et l'on en fait tiédir au bain-marie une quantité variant de 250 à 500 grammes. Le lavement huileux est administré, soit au moyen d'une seringue que l'on adapte à la canule à entéroclyse, soit au moyen du bock ou bien encore d'un dispositif spécial constitué par un récipient en verre et deux tubulures; à l'une d'elles s'adapte le tube en caoutchouc relié à la canule; à l'autre une soufflerie qui permet de régler à volonté la pénétration de l'huile. Le lavement huileux s'administre dans le décubitus horizontal. Il doit être pris le soir et gardé pendant toute la nuit; au réveil se produit une selle spontanément ou bien avec l'aide d'un quart de lavement.

L'huile désagrège les scybales, les ramollit, en facilite le glissement; elle est mieux supportée que les lavages par les malades chez qui le spasme prédomine. D'ailleurs, personnellement, nous attribuons ses bons effets surtout à son action antispasmodique; on peut comparer cette action à celle que produit l'huile filée sur les flots agités! Ce qui nous a confirmé dans l'opinion du pouvoir antispasmodique de l'huile, c'est l'observation que nous avons faite fréquemment de la disparition rapide des selles effilées, du fonctionnement naturel de l'intestin avec des selles normales, moulées, à la suite de quelques lavements d'huile. Ce moyen nous paraît donc essentiellement recommandable, parce qu'il s'adresse non seulement au symptôme constipation, mais à un autre élément du syndrome, au spasme.

On peut combiner l'emploi des lavages et des lavements d'huile pure; donner par exemple un lavement huileux tous les deux jours et faire un lavage tous les huit ou dix jours, s'il y a encore rejet de scybales et de muco-membranes abondantes au bout de ce temps.

Nous devons constater que le lavement huileux, admirablement bien toléré dans la plupart des cas, ne l'est pas dans un petit nombre d'autres. La seule raison qu'on puisse invoquer est une hyperexcitabilité toute spéciale de l'intestin qui réagit douloureusement à la moindre irritation.

Il y a peu d'années le *traitement électrique* de la colite muco-membraneuse n'existait pas; à la vérité, certains modes d'électrisation avaient été appliqués, avec des succès divers, au traitement de la constipation chronique, avec ou sans accompagnement de muco-membranes, mais de ces essais thérapeutiques, d'ailleurs timides et peu nombreux, ne s'était pas dégagée l'impression du rôle important que devait prendre, dans ces toutes dernières années, le traitement électrique de la colite muco-membraneuse. L'expérience que nous avons pu récemment acquérir de ce mode de traitement nous permet de proclamer avec une conviction absolue, qu'il doit être placé au premier rang des médications de la colite et qu'à lui seul, il suffit souvent à guérir radicalement des malades, soumis depuis fort longtemps et sans succès aux traitements les plus divers.

La principale cause de l'insuccès antérieur des méthodes courantes dans le traitement de l'entéro-colite, insuccès constaté notamment par M. Larat, dans son *Traité d'électrothérapie* (Paris, 1900), tient à ce que l'on n'établissait pas de distinction entre les diverses catégories de constipation; constipation chronique et atonie intestinale étaient deux termes synonymes; aujourd'hui l'atonie a perdu le terrain que le spasme a gagné et l'atonie apparaît même, sauf chez les sujets très déprimés, voire même cachectiques ou chez les vieillards, comme une modalité plutôt exceptionnelle dans la colite muco-membraneuse; or les procédés électriques employés contre l'atonie devaient logiquement être nuisibles, quand ils étaient employées contre une constipation en réalité spasmodique. Aussi s'explique-t-on aisément que Fleiner, Cherchewski, et tous les auteurs qui ont mis en lumière la participation du spasme dans la constipation aient proscrit les méthodes de force, c'est-à-dire les méthodes anciennes d'électrisation, dans le traitement de la constipation spasmodique.

Des méthodes employés contre la constipation atonique, aucune n'est applicable à l'entéro-névrose, ni les méthodes percutanées de faradisation intensive (méthode de Benedikt) ou de galvanisation (méthode d'Erb), ni les méthodes cutanéo-intestinales, ni surtout le lavement électrique de Boudet, de Paris, dont l'indication unique est d'ailleurs l'obstruction de l'intestin.

La notion nouvelle de spasme devait suggérer la substitution, en électrothérapie, des procédés de douceur aux procédés de force qui produisent ou exagèrent la contracture, ainsi que nombre de physiologistes et électrothérapeutes, notamment Onimus et Legros, l'ont démontré. Les méthodes de force peuvent, en vérité, obtenir l'évacuation, dans les cas de contispation par spasme, mais leur effet est essentiellement temporaire : il est même suivi d'une exagération de la constipation.

Les méthodes de douceur sont au nombre de deux :

La galvanisation avec interruption (méthode de Doumer, 21) ou sans interruption.

La galvano-faradisation, surtout préconisée par M. Delherm (18).

M. Doumer emploie comme électrodes deux gros tampons de 5 centimètres de diamètre environ, placés chacun dans une fosse iliaque en dehors des muscles droits. Ils sont tenus à la main par le malade qui reste le plus souvent assis dans un fauteuil. Aux tampons de charbon recouverts de peau et qu'il faut tenir à la main par un manche, on peut d'ailleurs substituer avec avantage des plaques métalliques malléables recouvertes d'amadou et de peau de chamois ou de coton; ces plaques, malléables, peuvent se monter aisément sur l'abdomen et être fixées avec des courroies.

Les fils des électrodes étant reliés à la pile, on fait passer le courant en poussant lentement le rhéostat, de façon à ne provoquer aucune secousse. Une sensation de picotement, très tolérable, est perçue par le malade, quand on a atteint une intensité de 20 à 30 ou 40 milliampères, suivant les cas. Si le malade éprouve une sensation de brûlure, c'est qu'il existe une solution de continuité de la peau qui devra être immédiatement recherchée et protégée par un pansement protecteur (vernis à l'adhésol ou au stérésol, baudruche fixée sur les bords par le collodion).

Tant que la sensation de picotement reste tolérable, on augmente l'intensité du courant. Quand la limite de tolérance est atteinte, on laisse passer le courant pendant une minute environ, puis on le renverse brusquement, ou mieux encore on revient au zéro, on renverse pour revenir à l'intensité primitive.

Une séance doit comprendre en moyenne dix renversements et durer dix minutes environ.

La limite de tolérance est très variable, puisqu'elle oscille entre 40 à 150 milliampères; l'intensité moyenne utile est de 60 à 100 milliampères. Chez les malades peu tolérants, M. Doumer conseille de faire passer au préalable un léger courant faradique. En général, d'ailleurs, l'accoutumance se produit et l'on peut arriver à faire supporter 60 à 100 milliampères à tel malade qui, à la première séance, supportait péniblement 40 milliampères. Il est utile pour calmer l'érythème habituel, après les séances de galvanisation, de faire appliquer sur les parties où les électrodes ont été appliquées une couche de vaseline recouverte de poudre de talc.

Le courant continu sans interruption a été appliqué par M. Delherm (un pôle aux lombes, un pôle abdominal. Intensité à 50-200 miliampères).

Le courant galvano-faradique, préconisé par de Wattewille, a été utilisé par Erb, par Brœse dans la constipation atonique. Brœse se proposait d'obtenir, par l'association des deux courants, des contractions des muscles de la paroi abdominale plus fortes qu'avec l'un des deux courants employé seul. Il appliquait le pôle négatif aux lombes, le positif sur la paroi antérieure du ventre, les électrodes étant constituées par de larges plaques de 400 cent. carrés. Chaque séance durait 6 à 7 minutes et l'intensité du courant galvanique était de 40 à 50 milliampères en moyenne. La bobine faradique à fil gros était rapprochée le plus possible du primaire, afin de produire un courant aussi fort que le malade pouvait le supporter.

M. Delherm a fait subir à ce procédé des modifications radicales, car il a cherché à éviter les contractions musculaires de la paroi, à transformer un procédé de force en procédé de douceur.

A cet effet, il a substitué une bobine à fil fin à la bobine à gros fil, de plus il utilise le moins possible le courant faradique, cherchant uniquement à provoquer une légère trémulation de la paroi en tout point comparable au massage léger de l'abdomen. Or, le massage vibratoire, l'effleurage ont une influence indéniable sur la constipation spasmodique, alors que le massage profond exagère le spasme. Le courant galvanique que l'on associe au faradique doit être intense et atteindre au minimum 50 milliampères ; on le porte progressivement et sans interruption à 60, 80, 100 et même 150 milliampères dès le début de la séance ; on le maintient au maximum voulu d'intensité pendant toute la durée de la séance, puis on ramène progressivement au zéro.

Les courants de haute intensité sont indispensables pour se diffuser et agir sur le sympathique abdominal. C'est, en somme, au courant galvanique que revient la part principale dans les effets obtenus. L'association des courants faradiques a surtout pour avantage d'assurer une meilleure tolérance ; elle est utile chez les nerveux irritables ; d'autre part, elle rend moins douloureuse l'application de l'électricité.

Sans insister sur l'instrumentation nécessaire, indiquons sommairement que, pour utiliser la galvano-faradisation, il faut :

1° Une source de courant galvanique ;

2° Un appareil faradique, à trembleur rapide, muni d'une bobine à fil fin.

On réunit ensemble la batterie galvanique, l'appareil faradique, le galvanomètre et les électrodes, soit au moyen de fils, soit au moyen de combinateurs spéciaux.

Les plaques, bien mouillées avec de l'eau chaude, sont placées, l'une à la région lombaire, l'autre à la paroi antérieure de l'abdomen. On fait passer le courant galvanique, puis on met en marche le trembleur de l'appareil faradique et on engaine lentement la bobine induite, jusqu'à ce que le patient accuse la sensation de frémissement ou de tremblotement donnée par le faradisation, mais sans que cette sensation devienne jamais trop intense (Delherm). Le sens du courant n'aurait pas grande importance. On ne doit faire ni renversement ni interruption pendant la séance, dont la durée varie de dix minutes à un quart d'heure.

Une première question se pose : convient-il, lorsqu'on utilise l'électricité, de supprimer immédiatement et d'une façon absolue, les traitements antérieurs, c'est-à-dire les moyens utilisés habituellement par le malade pour provoquer la garde-robe, et notamment le lavage intestinal ?

La suppression brusque ne peut guère être réalisée, car les effets du traitement ne sont pas immédiats et il est indispensable d'assurer l'exonération de l'intestin jusqu'à ce que ces effets se produisent. Toutefois, dès le début, il faut espacer les lavages ou les divers laxatifs dont le malade faisait usage, parce que, d'une part, ces moyens entretiennent fréquemment le spasme et que, d'autre part, les résultats du traitement électrique ne peuvent être appréciés que si ce traitement est appliqué presque exclusivement.

Pour décider les malades à rompre rapidement avec leur habitude invétérée de prendre lavements et purgatifs, il faut peser de toute son influence sur ces névropathes obsédés de la crainte des conséquences de la stase des matières et faire sur eux de la psychothérapie intensive.

La durée du traitement est variable, suivant les cas, c'est-à-dire, suivant l'ancienneté et l'intensité de l'affection. Bien que M. Doumer ait obtenu en trois semaines des résultats définitifs, il faut en général prolonger le traitement au delà de ce délai et trente à quarante séances en moyenne sont nécessaires pour obtenir des selles spontanées. D'ailleurs, la durée dépend des intervalles des séances et, à cet égard, la pratique des électrothérapeutes est variable, les uns faisant des séances quotidiennes (Doumer), les autres des séances quotidiennes pendant la première semaine, puis trois fois par semaine seulement, pendant les semaines suivantes. Il est utile, même après avoir obtenu le résultat cherché, c'est-à-dire l'évacuation quotidienne et spontanée, de ne pas abandonner brusquement le traitement. On espacera seulement les séances de plus en plus, c'est à-dire qu'on en fera deux fois par semaine, puis une fois, puis tous les quinze jours.

Les résultats immédiats sont hors de toute contestation. Nous avons vu des malades soumis soit par nous, soit antérieurement par des confrères des plus distingués, aux traitements les plus rationnels et dont l'intestin était resté rebelle, obtenir des selles spontanées et régulières sous l'influence de l'électricité, alors que la colite existait depuis plusieurs années. Chez quelques-uns ce résultat heureux et si ardemment désiré a été obtenu après un très petit nombre de séances ; il pourrait même l'être après une seule séance! Ce que personnellement nous n'avons pas constaté; habituellement, les effets sont moins rapides et la patience du malade est mise à l'épreuve pendant un mois au moins. Une fois la première selle obtenue, les effets peuvent se maintenir régulièrement; mais, le plus souvent, on constate une période intermédiaire pendant laquelle le malade a des séries de selles normales d'apparence et quotidiennes auxquelles succèdent des séries où la constipation reparaît de nouveau, quoique moins intense et moins tenace.

La disparition des muco-membranes marche de pair avec l'amélioration de la constipation; souvent les muco-membranes disparaissent avant même que les fonctions intestinales aient repris toute leur régularité.

En même temps que se modifient ces symptômes cardinaux de l'affection, on constate une amélioration corrélative dans les troubles concomitants de la santé. Les fonctions gastriques s'améliorent : les sensations de pesanteur, les éructations disparaissent. D'autre part l'état nerveux est souvent amendé d'une façon heureuse; le sommeil revient, les phénomènes d'ordre neurasthénique subissent une détente, surtout si l'on peut utiliser conjointement l'électricité statique, dont il sera question plus loin. Il ne faudrait pas croire toutefois que l'amélioration du fonctionnement de l'intestin puisse suffire dans tous les cas à modifier radicalement l'état nerveux; celui-ci, ne l'oublions pas, est plus encore la cause que l'effet secondaire de la constipation ; il nécessite de longs efforts et l'emploi des ressources multiples de la thérapeutique physique pour rétrocéder.

Tels sont les effets immédiats; ils sont constants, si la méthode est employée avec régularité et pendant un temps suffisant. Quels sont les effets éloignés? Il est fort important de pouvoir s'en rendre un compte exact, car s'il est des malades que l'on ne peut améliorer qu'au moyen des méthodes électriques précitées, on peut en améliorer un grand nombre à l'aide des ressources classiques de la thérapeutique : repos, régime, massage, hydrothérapie, lavages, etc., et la supériorité de l'électrothérapie n'apparaîtra que si les résultats éloignés sont, soit définitifs, soit tout au moins plus durables que ceux obtenus par les autres moyens.

Il est malheureusement très difficile de se prononcer d'une façon catégorique sur ce point, ou du moins de donner une statistique portant sur un nombre de malades suffisant et de cas observés depuis un temps suffisamment long. En effet, l'emploi de la méthode de Doumer et de la galvano-faradisation est d'application toute récente; il est encore peu connu de la masse des praticiens et, en raison des difficultés relatives de son application, n'est mis en pratique que dans les grandes villes et par un nombre restreint de spécialistes. D'autre part, si les malades atteints de colite muco-membraneuse sont fort nombreux, un petit nombre seulement se décide à suivre le traitement électrique pour des raisons pécuniaires ou autres; parmi ceux qui le suivent, beaucoup sont perdus de vue à l'expiration d'une première série de séances d'électrisation et ne donnent plus de leurs nouvelles. Personnellement, nous n'employons le traitement électrique que depuis un peu plus d'un an. Dix-sept de nos malades ont été confiés par nous à des confrères s'occupant spécialement d'électrothérapie. Si nous préconisons chaleureusement l'emploi de l'électricité, malgré le petit nombre de nos observations personnelles, c'est que, chez ces malades, tous atteints depuis plusieurs annés (huit ans pour le plus anciennement malade; deux ans environ pour le plus récemment), la maladie s'était montrée rebelle aux divers traitements institués soit par nos confrères, soit par nous; c'est que les résultats ont été constants et complets et qu'ils se sont maintenus jusqu'ici chez les malades que nous suivons encore, sur les 17 traités; c'est qu'enfin nous devons tenir un compte égal des résultats obtenus et publiés par nombre de médecins autorisés, notamment par Doumer, Delherm, etc.

Chez l'un de ces malades dont la guérison se maintient absolue depuis cinq mois, la constipation existait, opiniâtre, depuis quatre ans et avait résisté aux traitements habituels; le malade n'obtenait de selles que par les lavages; il existait un état neurasthénique caractérisé surtout par une dépression intense qu'un repos absolu au lit, de plus de six semaines, et une alimentation très suffisamment réparatrice, que les injections de strychnine et de cacodylate de soude n'avaient pu modifier sensiblement. Au moyen d'un premier traitement par le massage nous avions obtenu une guérison apparente ayant duré deux mois et demi, puis le malade était retombé dans l'état primitif, sans cause appréciable, car il se trouvait à la campagne, dans les meilleures conditions de repos physique et moral. Vingt séances de galvanisation sans interruption ont amené une guérison qui se maintient encore à l'heure actuelle.

Chez deux de nos malades, de légères rechutes se sont produites, mais ont cédé presque immédiatement à la reprise du traitement.

Disons immédiatement que tous nos malades ont été traités par un seul procédé, celui de Doumer, et que par conséquent, en ce qui concerne la galvano-faradisation, nous ne pouvons qu'enregistrer l'écho des résultats obtenus par d'autres, notamment par M. Delherm, d'ailleurs comparables de tout point à ceux que nous avons pu constater de visu.

Le procédé de Doumer est, en tout cas, d'un emploi plus facile et peut être mis en œuvre par un médecin non spécialiste en matière d'électricité, tandis que la galvano-faradisation est d'une technique assez délicate.

Il nous est difficile de trancher la question de savoir, si chez un malade n'ayant encore subi aucun traitement, il convient d'employer d'emblée d'électrisation ou bien d'essayer, au préalable, le traitement habituel. Les malades que nous avons vus et fait traiter par l'électricité jusqu'ici, avaient tous, sans exception, été traités antérieurement par d'autres moyens. Cependant, a priori, il nous semble tout indiqué de débuter par ce traitement.

Si l'emploi de la galvanisation isolée, de la galvano-faradisation présente les avantages que nous venons d'indiquer, celui de l'électricité statique n'est pas moins utile; mais il s'adresse exclusivement à l'état général. Les malades seront soumis au bain statique pendant une durée variable suivant les cas.

Le *massage* est un excellent moyen de combattre la constipation et le spasme, d'agir indirectement sur l'élément nerveux local et, joint aux moyens généraux, il suffit souvent pour amener la guérison dans les formes légères. Faisons observer immédiatement qu'en matière de massage comme d'électrothérapie il convient d'employer exclusivement les procédés de douceur, si l'on veut obtenir des résultats utiles ou ne pas nuire aux malades. On aura donc recours à l'effleurage, puis à un massage profond très doux et graduel et surtout aux vibrations soit manuelles, soit au moyen du vibrateur électrique; encore les vibrations prolongées ont-elles des effets excitants qu'il convient de se rappeler.

A défaut du traitement électrique le massage employé dans ces conditions donne des résultats remarquables et assure la guérison dans un grand nombre de cas. On s'en abstiendra dans tous les cas où l'on aura des raisons de suspecter l'appendicite.

Nous venons d'indiquer les différents moyens qui s'adressent à la fois à la constipation, au spasme. Ceux que nous allons passer en revue visent principalement l'élément douleur.

Les *applications humides chaudes* sur l'abdomen (compresses de tarlatane imbibées d'eau très chaude, exprimées et recouvertes de taffetas gommé) constituent un moyen à la fois très simple et très efficace de remédier à l'élément douleur; plus rarement les compresses froides remplissent le même but. Les *bains chauds prolongés* (trois quarts d'heure à une heure de durée), employés quotidiennement d'abord, puis espacés, sont également des plus utiles dans les formes éréthiques de colite.

Lorsque le repos et les applications chaudes ne suffisent pas il faut avoir recours aux calmants par la voie interne. La *belladone*, en extrait sous forme pilulaire ou en potion, solution dans l'eau de laurier-cerise, à donner par gouttes, a des effets sédatifs marqués. On peut prescrire 0 gr. 02 à 0 gr. 05 d'extrait de belladone par jour:

| | |
|---|---|
| Extrait de belladone | 0 gr. 20 |
| Eau de laurier-cerise | 20 — |

2 à 5 grammes.

La *codéine* est également efficace aux mêmes doses:

| | |
|---|---|
| Codéine | 0 gr. 20 |
| Eau distillée de laurier-cerise | 25 — |
| Eau distillée | 75 — |

2 à 5 cuillerées à café.

Ainsi que l'*extrait de cannabis indica* (0 gr. 03) en potion.

On a proposé contre la congestion de la muqueuse et l'hypersécrétion de mucus différents médicaments tels que l'*hydrastis canadensis*, l'*hamamelis virginica*; leur efficacité nous a toujours semblé contestable. Dans une maladie où le rôle thérapeutique de la suggestion joue un si grand rôle, on peut toujours se demander si l'action d'un remède ne peut être attribuée à la suggestion!

La *psychothérapie* joue un rôle considérable dans le TRAITEMENT GÉNÉRAL, dont elle constitue le préambule obligé, et qu'elle doit dominer d'ailleurs pendant toute sa durée. Sans doute, le médecin doit chercher à gagner la confiance de tout malade et à se faire obéir sans discussion, mais ce devoir est surtout impérieux dans une affection où toute l'attention du malade est concentrée sur la souffrance de l'intestin, où l'idée de vaincre la constipation constitue une véritable obsession, où les conséquences de cette constipation sont dramatisées par un cerveau en ébullition continuelle!

On devra donc, avant tout, rassurer le malade que l'on voit pour la première fois, sur un avenir qu'il entrevoit très sombre et lui promettre formellement la guérison, tout en lui apprenant, à supposer qu'il l'ignore! que la maladie est tenace et exige de longs et patients efforts de la part du médecin.

Il faut lui enseigner d'autre part qu'il peut beaucoup pour sa guérison, s'il veut bien renoncer à l'abus des lavages et des purgatifs qui entretiennent le spasme. Tous les malades à qui l'on conseille d'espacer l'emploi de ces moyens font cette réponse stéréotypée : « Mais comment irai-je à la selle? Ces moyens sont ma seule sauvegarde contre un empoisonnement dû à la rétention des matières.... » Pour arriver à les convaincre, il ne faut pas craindre d'entrer dans des détails minutieux, de causer longuement avec eux, de leur expliquer d'une façon précise le rôle du spasme dans leur maladie, et l'entretien de ce spasme par les moyens mêmes qu'ils emploient journellement pour le vaincre.

Il ne s'agit pas, leur dira-t-on, de cesser brusquement d'en faire usage; mais uniquement de les espacer peu à peu, pour attendre les effets immanquables du traitement hygiénique et physique. Il faut en résumé faire la rééducation d'un intestin accoutumé, depuis un temps plus ou moins long, à ne fonctionner que si l'acte réflexe est sollicité par une médication.

Beaucoup de malades se laissent influencer momentanément par la suggestion, surtout quand elle émane d'un médecin vu pour la première fois; mais tous sont repris de leurs craintes, et par suite, retombent dans leurs errements, dès qu'ils sont restés deux jours sans garde-robe. Il est donc nécessaire de poursuivre avec ténacité le traitement psychique pour relever le courage des malades, leur inspirer une patience inébranlable. C'est ici que doivent intervenir les qualités personnelles de médecin. Sa réussite dépend du degré de confiance qu'il saura inspirer, de l'autorité qu'il prendra, de l'esprit de suite qu'il apportera dans le traitement psychique.

Si la psychothérapie joue un rôle capital au début du traitement et pendant toute sa durée, l'influence du *repos* n'est pas moindre. Par repos, il faut entendre à la fois le repos physique et le repos moral.

Prescrire le repos moral c'est demander l'éloignement de toutes les causes qui peuvent déprimer le système nerveux : émotions diverses, travail intellectuel intensif, occupations professionnelles absorbantes (finances), fréquentation de névropathes dont le contact entretient et exagère l'état nerveux des patients, etc.

Le repos physique n'est pas moins nécessaire. Beaucoup de malades usent leurs forces par des veillées prolongées, des exercices sportifs violents. Même chez ceux qui mènent une vie calme et régulière, il est souvent utile d'imposer le repos absolu.

Nous prescrivons habituellement le repos au lit, pendant quelques jours, au début du traitement, dans les formes sérieuses qui s'accompagnent de manifestations neurasthéniques accentuées, chez ceux qui présentent des ptoses; il est rigoureusement indiqué lors des crises douloureuses.

Les malades auxquels nous permettons de reprendre leurs occupations doivent néanmoins prendre plusieurs heures de repos dans la journée, notamment à la suite des repas.

Il est utile également de recommander le repos au moment des règles, car il est d'observation courante de constater l'exagération des troubles intestinaux au moment des règles, surtout chez les femmes atteintes d'une affection utéro-ovarienne; inversement d'ailleurs avec des crises de colite peuvent coïncider des phénomènes de congestion utérine, des ménorragies, la dysménorrhée pseudo-membraneuse (Dalché).

Au repos il est parfois nécessaire d'associer l'*isolement* dans les formes accompagnées de neurasthénie grave. A l'action psychique de l'isolement se joint l'avantage de pouvoir instituer un traitement rationnel, supprimer l'usage des purgatifs, etc.

Les *frictions sèches ou à l'alcool* constituent une médication que nous employons dans tous les cas, car il n'est pas de malades qui n'en retire un bénéfice marqué, immédiat d'abord, puis persistant. L'excitation des filets nerveux cutanés a sa répercussion utile sur les centres.

L'*hydrothérapie* est un moyen à la fois tonique et sédatif de premier ordre, mais qui demande à être manié avec discernement. On ne peut utiliser dans tous les cas les mêmes procédés hydrothérapiques: le même procédé échoue ou même se montre nuisible chez tel ou tel malade, alors que chez d'autres son efficacité sera incontestable. L'eau froide est en général mal supportée par les malades, surtout par ceux qui sont très affaiblis par l'ancienneté de la maladie, l'alimentation insuffisante, dont la réaction ne se fait pas ou chez qui le froid détermine des douleurs musculaires et articulaires. Toutefois il est des cas où l'eau froide employée exclusivement est fort bien tolérée, chez les sujets jeunes, encore vigoureux. On peut employer soit l'enveloppement dans le drap mouillé, soit la douche en jet brisé, avec pression modérée. D'ailleurs tous les procédés hydrothérapiques de violence sont à écarter du traitement de la maladie.

Nous prescrivons donc habituellement soit l'enveloppement dans le drap mouillé, tordu, et avec friction pendant la durée de l'enveloppement qui est de trois à cinq minutes; soit l'enveloppement dans le drap mouillé ruisselant, sans friction, et pendant une durée très courte, de deux minutes environ (ce dernier procédé plus particulièrement sédatif); soit la douche écossaise en jet brisé, avec jet chaud à 34-36°, suivi du jet froid très court et sans transition.

Chez les malades à système nerveux particulièrement excitable, ne supportant en aucune façon l'eau froide, nous prescrivons uniquement les douches tièdes ou les lotions tièdes; ces dernières, pratiquées le soir, au moment du coucher, sont utiles contre l'insomnie.

Aux moyens précédents il est utile d'associer quelques agents médicamenteux destinés à stimuler le système nerveux et à combattre la dénutrition. On aura recours surtout à la voie hypodermique pour ménager les voies digestives. Les injections de *sulfate neutre de strychnine* constituent l'un des meilleurs moyens que l'on puisse employer; elles ne sont contre-indiquées que chez un certain nombre de malades très excitables qui éprouvent dès le début du traitement des secousses dans les jambes, de l'excitation générale, de l'insomnie. Il convient d'employer la strychnine à doses assez fortes, soit 3 à 4 milligrammes pour une injection que l'on répétera tous les deux jours. Le *cacodylate de soude*, employé seul, ou mieux associé à la strychnine, répond plus spécialement à l'indication de combattre l'anémie et la dénutrition (0 gr. 05 par injection). Les injections de *sérum isotonique*, à petites doses, suivant la méthode et la formule de Chéron, constituent un bon moyen de remédier à l'hypotension artérielle et de ranimer l'influx nerveux.

Dans certains cas, la *lécithine* employée par la bouche, en pilules (0 gr. 40-0 gr. 60), nous a paru donner de bons résultats, se traduisant par l'augmentation de l'appétit, le relèvement des forces. L'administration du *phosphate de soude*, (3-4 gr.) en solution dans une eau légèrement alcaline et non gazeuse prise par demi-verres, dans l'intervalle des repas, nous a paru également utile.

On s'abstiendra de prescrire par la bouche les préparations martiales, le fer, l'arsenic, les glycéro-phosphates.

La *climatothérapie* joue dans le traitement général un rôle fort important. Si, d'une façon générale, le séjour au grand air, à la campagne, est utile, par conséquent recommandable à tous les malades, il convient cependant de diriger ceux-ci de préférence vers les stations de montagne : une expérience déjà longue nous ayant maintes et maintes fois prouvé l'influence bienfaisante de l'altitude sur cette catégorie de nerveux. Une altitude de 1 000 à 1 200 mètres est suffisante; à une altitude plus élevée certains malades ont de l'excitation, de l'insomnie et la constipation devient plus opiniâtre. Le voisinage des glaciers est à éviter en raison des variations de température, de la fraîcheur des nuits. Parmi les innombrables stations d'altitude nous indiquons habituellement celles du Haut-Valais, qui se trouvent dans le val de Bagne, le val d'Entremont, le val Ferret, dans le val d'Hérens, le val d'Anniviers, les vallées de Zermatt, de Saas et de Binn, parce que le climat y est particulièrement sec, tonique, que les variations de température, que les vents y sont rares dans la belle saison; que les malades y jouissent d'une tranquillité parfaite et qu'ils y trouvent une cuisine simple, du laitage et non la table surabondante et compliquée des grands hôtels. Citons parmi les stations recommandables : Salvan, Fins-Haut, lac Champex, Pierre-à-Voir, les Mayens de Sion, Evolène, Saint-Luc, Chandolin, Randa, Saint-Nicolas Saas-im-Grund et Saas-Fee, Binn, etc.

Citons encore quelques stations vaudoises plus facilement accessibles que les précédentes, telles que Gryon, Chesières, Villars-sur-Ollon, les plans de Frenières, Château d'Œx.

On ne saurait considérer comme indispensable un *traitement thermal*, bien que certaines stations soient indiscutablement utiles; au surplus, la plupart des malades appartenant aux classes aisées réclament ce traitement.

Toutefois nous croyons devoir remarquer que dans certaines stations une médication thermale intensive, que l'abus des lavages intestinaux et même celui des bains ont souvent une influence mauvaise; les malades livrés sans repos aux pratiques hydrothérapiques, ne trouvant parfois dans les hôtels qu'une cuisine médiocre, reviennent plus souffrants qu'au départ. Constatons, pour être juste, que, si certains de nos confrères ont le tort de ne pas user avec ménagement de la cure thermale, ils ont souvent la main forcée par les malades qui réclament la guérison dans le délai classique de vingt et un jours, sans s'astreindre à un jour de repos! Il ne faut pas oublier qu'au moment des règles la colite subit très fréquemment des poussées et que les femmes devraient observer le repos absolu non seulement pendant la période menstruelle, mais encore pendant les jours qui la précèdent et la suivent.

Le traitement thermal vise à la fois l'état local et l'état général, l'action thermale sur ce dernier étant complétée par l'action adjuvante du repos, du climat.

Si dans certaines stations comme Plombières, Luxeuil, etc., on peut attribuer aux moyens locaux, c'est-à-dire aux lavages intestinaux une part dans l'efficacité du traitement, nous croyons plutôt qu'il faut attribuer à l'action générale sédative des grands bains répétés les améliorations très notables obtenues dans beaucoup de cas. Une seule saison ne suffit pas en général; il faut répéter la cure thermale pendant plusieurs années pour avoir une guérison complète et définitive.

Deux stations surtout se partagent les malades : Plombières et Châtel-Guyon. L'une et l'autre d'ailleurs ont des indications différentes.

Les eaux de Plombières sont peu minéralisées et hyperthermales (70 à 74°). Leur faible minéralisation ne permet pas d'attribuer leurs propriétés à leur action chimique; leur thermalité seule ne peut suffire non plus à expliquer leur action; bornons-nous donc à enregistrer leurs effets qui sont indéniables. Le bain à 33-36° avec douche sous-marine, c'est-à-dire projection d'eau courante venant frapper doucement la paroi abdominale, à travers l'eau du bain, constitue la médication essentielle de Plombières. Le bain a sur les troubles nerveux des effets sédatifs marqués qui se traduisent par la disparition de l'entéralgie, le retour du sommeil, etc.; il peut suffire, d'autre part, à déterminer des modifications radicales dans l'état local : disparition des muco-membranes, régularisation des selles, éloignement des crises diarrhéiques. Chez certains malades on alterne l'emploi des bains avec celui des douches. Aux bains on joint habituellement les lavages intestinaux administrés dans la position couchée, et sous faible pression, de préférence aux douches ascendantes, qui étaient employées exclusivement, il y a peu d'années encore, et qui constituaient un moyen de traitement brutal, susceptible de provoquer dans certains cas des crises aiguës de colite.

Il est à remarquer que la constipation ne disparaît pas toujours pendant la cure, qu'elle augmente même parfois. Ce n'est qu'après le traitement que l'on observe le retour des selles à la normale. Plombières convient particulièrement aux malades, enfants ou adultes, qui sont nerveux, irritables et présentent les attributs du neuro-arthritisme, et ces malades constituent la grande majorité. Le traitement s'adresse aux intestins particulièrement excitables, atteints de constipation spasmodique ou de la forme diarrhéique. Contrairement aux opinions émises par certains de nos confrères suivant lesquels le traitement est utile chez les malades qui ont des antécédents d'appendicite, nous estimons que l'existence d'une appendicite chronique dûment constatée constitue une contre-indication absolue à l'envoi des malades à Plombières ou dans toute autre station thermale.

Les eaux de Châtel-Guyon, par leur forte minéralisation (8 gr. par litre), par la notable quantité de chlorures qu'elles contiennent (1 gr. 600 de chlorure de magnésium et autant de chlorure de sodium), par la présence du bicarbonate de fer à dose appréciable (0 gr. 07 par litre), sont des eaux excitantes qu'il convient d'employer exclusivement chez les sujets jeunes, encore vigoureux, à troubles nerveux peu marqués.

A vrai dire elles nous paraissent moins indiquées dans l'entéro-névrose muco-membraneuse que dans la constipation simple, chronique, liée au mauvais fonctionnement du foie... Tandis qu'à Plombières, l'ingestion de l'eau joue un rôle négligeable, à Châtel-Guyon, la boisson (150 à 500 gr. de la source Gubler) tient une place importante; à l'usage de l'eau en boisson, on associe les bains à eau courante (28° à 33°) où l'acide carbonique est utilisé, les irrigations intestinales.

Les eaux de *Luxeuil, Néris* ont une action anologue à celles de Plombières et répondent aux mêmes indications.

La MARCHE A SUIVRE DANS LE TRAITEMENT est la suivante :

Sauf dans les formes légères, il nous paraît indispensable de soumettre les malades au *repos absolu* pendant quelques jours. Cette mise au repos permet au médecin de prendre contact avec le malade, de le voir à intervalles approchés et d'exercer sur lui cette action psychique dont nous avons démontré l'utilité.

La mise au repos permet de procéder à une *réalimentation* nécessaire chez des malades qui se rationnaient à l'excès; elle facilite la *suppression des laxatifs*, elle supprime le spasme, les crises douloureuses; elle permet en somme d'obtenir aussi rapidement que possible le relèvement des forces et aussi celui du moral, en attendant que l'intervention soit dirigée vers la cause du mal. S'il est urgent de supprimer les laxatifs dont il était fait abus, il importe au préalable de *vider l'intestin*. Dans ce but on alternera pendant quelques jours les lavements d'huile avec l'emploi d'huile de ricin à petites doses, puis on supprimera ces différents moyens et on emploiera le *massage*, en commençant par le massage superficiel, vibratoire. En même temps on procédera aux *enveloppements dans le drap mouillé*.

Lorsqu'on permettra au malade de se lever, on pourra continuer ces enveloppements ou prescrire les douches et on continuera également le massage. Si au bout d'un temps que l'on ne veut évaluer a priori, le massage reste sans effet, on aura recours à l'emploi de l'*électricité*, suivant le mode indiqué.

La DURÉE DU TRAITEMENT est subordonnée à de nombreuses causes : elle dépend de la docilité et de la persévérance des malades, de l'ancienneté de la maladie, du degré d'intensité des troubles généraux et notamment de l'état nerveux.

D'ailleurs, dans les cas où la cause « locale » de troubles intestinaux peut être supprimée radicalement (appendicite, adhérences, métrite, etc.) la guérison absolue peut être obtenue rapidement; dans les cas où cette cause peut être notablement atténuée (ptose par ex. au moyen du port de la sangle), une amélioration considérable peut également se produire à bref délai.

L'amélioration est plus lente et plus difficile à obtenir lorsque l'entéro-névrose dépend non de causes locales, accessibles à un traitement direct, mais d'une cause générale: neurasthénie, etc. Certains malades, tous les médecins ont pu le constater, traînent pendant des années, avec des alternatives de rémission et d'aggravation, mais sans acheminement bien sensible vers la guérison. Toutefois il est relativement rare de ne pas obtenir, à la longue, les bénéfices d'un traitement rationnel; à la condition d'employer sans hésitation les « grands moyens, c'est-à-dire l'isolement, le repos prolongé au lit, etc. »

Nous devons maintenant indiquer le traitement qu'il convient d'appliquer aux crises aiguës liées à des infections secondaires, c'est-à-dire aux crises de colite aiguë dysentériformes, aux formes fébriles à allure d'infection généralisée.

Les COLITES AIGUES DYSENTÉRIFORMES sont provoquées soit par une alimentation irritante, soit par l'abus des purgatifs et autres médicaments, soit par le seul fait de l'accumulation stercorale. Les principes du traitement sont les mêmes que dans toute entérite aiguë : *repos absolu au lit*, *applications chaudes sur l'abdomen*, *diète hydrique* (eau d'Evian, thé léger), puis *alimentation féculente* exclusive (décoction d'orge, bouillies légères à l'eau), et finalement *lait* et aliments féculents.

On peut au début faire un *lavage de l'intestin*, mais il convient de laisser ensuite l'intestin au repos.

Si la nature des selles ne se modifie pas rapidement, on aura avantage à employer le *sulfate de soude*, à petites doses prises quotidiennement le matin au réveil, dans de l'eau tiède, ainsi que les *lavements au nitrate d'argent*, 0 gr. 25-0 gr. 50) administrés tous les jours ou tous les deux jours.

Dans LES FORMES FÉBRILES A ALLURE D'INFECTION GÉNÉRALISÉE, simulant la fièvre typhoïde, le traitement ne différera pas de celui qui vient d'être indiqué. On y joindra les *bains frais répétés*; le *calomel*, à dose purgative et les *lavages intestinaux* avec une solution de chlorure de sodium ou de borate de soude, dont l'efficacité dans ce cas est incontestable. Les *injections de sérum* contribueront à la désintoxication de l'organisme.

Dans un seul cas nous avons eu à traiter des accidents dus à l'OBSTRUCTION STERCORALE. Ces accidents sont justiciables du *lavement électrique*, employé suivant la méthode de Boudet (de Paris).

Chez l'ENFANT le traitement à appliquer dans les formes chroniques est le même que chez l'adulte. On insistera moins sur les traitements locaux que sur l'ensemble des moyens généraux propres à modifier l'état constitutionnel : hydrothérapie, vie au grand air, etc.

Dans les formes aiguës, la diète hydrique, les bains, le sérum constituent également les moyens de nécessité.

On peut conseiller les eaux de Châtel-Guyon et de Plombières à partir de six à sept ans .

---

## INDEX BIBLIOGRAPHIQUE

(1) DE LALAUBIE, Contribution à l'étude des entérites muco-membraneuses, *Revue des maladies de la nutrition*, 3-03. — (2) MEESSEN, *Gazette de Gynécologie*, 1-4-03. — (3) M. DE LANGENHAGEN, Colite muco-membraneuse. Les grands lavages intestinaux dans son raitement, *Presse médicale*, n° 38, p. 367, 03. — (4) PÉROCHAUD, Entéro-colite muco-membraneuse, *Gazette médicale de Nantes*, 20-6-03. — (5) GIFFARD, Entéro-colite muco-membraneuse infantile, *Thèse de Paris*, 25 juillet 03. — (6) DARBOUSSE, Entéro-colite muco-membraneuse, *Thèse de Montpellier*, 1902-03. — (7) DELHERM, Le traitement électrique de la constipation habituelle et de la colite muco-membraneuse, *Presse médicale*, 9-9-03. —(8) BALBINO QUESADA Y AJUIS, Enteritis membranosa, tratamiento hidro-mineral, *Siglo medico*, 18-10-03. — (9) BEURNIER, Étude clinique et thérapeutique sur l'appendicite qui se produit au cours de la colite muco-membraneuse, *Bulletin général de thérapeu-*

ique, 30 sept., 8 oct., 15 nov. 1903. — (10) BECHNIER, Quelques réflexions à propos de la colite muco-membraneuse et de l'appendicite qui se produit au cours de cette maladie, *Journal des Praticiens*, février 1900. — (11) A. ROBIN, La pathogénie et le traitement de l'entéro-colite muco-membraneuse, *Bulletin général de thérapeutique*, 15 nov. 1903. — (12) MARFAN, Sur la question de l'appendicite, *Société médicale des Hôpitaux*, 4 décembre 1903. — (13) F. BERNARD, Colite muco-membraneuse et appendicite, *Journal des Praticiens*, n° 19, p. 292-02, et *Congrès de Madrid*, 1903. — (14) F. BERNARD, Goitre exophtalmique et entéro-colite muco-membraneuse. Contribution à l'étude de la pathogénie de l'entéro-colite muco-membraneuse, *Presse médicale*, n° 48, p. 447-03. — (15) H. REYNÈS, De l'entéro-colite muco-membraneuse, d'origine utéro-annexielle, *Presse médicale*, n° 49, p. 285, 01. — (16) TRIOL, De l'entéro-colite muco-membraneuse au cours de l'appendicite chronique, *Thèse de Montpellier*, 1902. — (17) MARKEL, Contribution à l'étude de l'entéro-colite muco-membraneuse et de son traitement, *Thèse de Paris*, avril 1903. — (18) DELHERM, Le traitement par l'électricité de la constipation habituelle et de la colite muco-membraneuse, *Thèse de Paris*, juin 1903. — (19) MATHIEU, Traité des maladies de l'estomac et de l'intestin, Paris. 1900. — (20) VON SOHLERN, *Berliner klinische Wochenschrift*, 29 sept. 1902. — (21) DOUMER, *Bulletin de la Société française d'électrothérapie*, oct. 1901. — (22) EHRMANN, Des rapports de l'appendicite avec l'entéro-colite muco-membraneuse, *Thèse de Paris*, nov. 1903. — (23) ISAAC FILS, De la colite muco-membraneuse, *Thèse de Paris*, mai 1900. — (24) G. LYON, *L'entéro-colite muco-membraneuse*, Paris, Masson et C^ie, 1900. — (25) FROUSSARD, Contribution à l'étude de l'entéro-colite muco-membraneuse, *Thèse de Paris*, 1900. — (26) TALAMON, Colique appendiculaire, Paris, 1900. — (27) H. DE LALAUBIE, Contribution à l'étude des entérites muco-membraneuses, *Revue des maladies de la nutrition*, 11-1903. — (28) G. LABEY, De l'intervention chirurgicale dans les formes graves des colites rebelles, *Thèse de Paris*, 1902. — (29) B. SCHIASSI, Entero-colite muco-membranosa et tiflostomia temporanea, Bologne, 1900. — (30) SIREDEY, MATHIEU, COMBY, *Société médicale des Hôpitaux*, 27 nov. 1903. — (31) ROUSSEL, Traitement de l'entéro-colite muco-membraneuse, par la dilatation forcée du sphincter anal, *Loire médicale*, 15 nov. 1903). — (32) F. BERNARD, Goitre exophtalmique et entéro-colite muco-membraneuse, *Presse médicale*, n° 48, p. 447, 17 juin 1903. — (33) M. JOUAUST, Contribution à l'étude de l'entéro-colite muco-membraneuse, *Thèse de Paris*, janvier 1904. — (34) FOUCAUD, Des fonctions intestinales dans les affections de l'estomac, *Thèse de Paris*, 1903. — (35) FROUSSARD, Rapports entre le spasme et l'atonie de l'intestin dans la constipation habituelle, *Société médico-chirurgicale*, 28 décembre 1903. — (36) DE LANGENHAGEN, L'entéro-colite muco-membraneuse. Enquête sur certains points controversés de son histoire, *Presse médicale*, n° 38, 11 mai 1901. — (37) FROUSSARD, Du régime alimentaire dans l'entéro-colite muco-membraneuse, *Gazette des Hôpitaux*, 17 mars 1903. — (38) G. PESSEZ, Les eaux de Châtel-Guyon, dans l'entérite muco-membraneuse, Masson, éd., 1902. — (39) BOAS, MANNABERG, EWALD, MATHIEU, DE LANGENHAGEN, *Congrès international des Sciences médicales*, août 1900. — (40) A. MAZERAN, La constipation spasmodique, *Presse médicale*, n° 50, p. 289, 01. — (41) BROCCHI, *Presse médicale*, 28 août 1901. — (42) SOUPAULT ET JOUAUST, Hypersécrétion glaireuse intestinale provoquée expérimentalement chez 3 lapins, *Société de Biologie*, avril 1903. — (43) LAIGNEL-LAVASTINE, Recherches sur le plexus solaire, *Thèse de Paris*, 1903. SOUPAULT et JOUAUST, Pathogénie de l'entérite muco-membraneuse, *Soc. Médicale des Hôpitaux*, 4 mars 1904.

Coulommiers. — Imp. PAUL BRODARD.

# Traité d'Anatomie Humaine

PUBLIÉ SOUS LA DIRECTION DE

**P. POIRIER** et **A. CHARPY**

Professeur d'anatomie à la Faculté de médecine de Paris
Chirurgien des hôpitaux

Professeur d'anatomie à la Faculté de médecine de Toulouse

AVEC LA COLLABORATION DE

O. AMOËDO — A. BRANCA — CANNIEU — B. CUNÉO — G. DELAMARE
PAUL DELBET — P. FREDET — GLANTENAY — A. GOSSET
P. JACQUES — TH. JONNESCO — E. LAGUESSE — L. MANOUVRIER
A. NICOLAS — P. NOBÉCOURT — O. PASTEAU — M. PIÇOU
A. PRENANT — H. RIEFFEL — CH. SIMON — A. SOULIÉ

**5 vol. grand in-8° avec figures noires et en couleurs**

## ÉTAT DE LA PUBLICATION (Novembre 1903)

TOME I. — **Embryologie**. Notions d'embryologie. **Ostéologie**. Considérations générales. Des membres. Squelette du tronc. Squelette de la tête. **Arthrologie**. Développement des articulations. Structure. Articulations des membres. Articulations du tronc. Articulations de la tête. *(Deuxième édition, entièrement refondue). Un volume grand in-8°, avec 807 figures*. . . . . . . . . . . . . . . . **20** fr.

TOME II. — 1er Fascicule : **Myologie**. Embryologie. Histologie. Peauciers et aponévroses. *(Deuxième édition, entièrement refondue). Un volume grand in-8°, avec 331 figures*. . **12** fr.

2e Fascicule : **Angéiologie**. (Cœur et Artères.) Histologie. *(Deuxième édition, entièrement refondue). Un volume grand in-8°, avec 150 figures*. . . . . . . . . . . . . . . **8** fr.

3e Fascicule : **Angéiologie**. Capillaires. Veines. *(Deuxième édition, revue). Un volume grand in-8°, avec 83 figures*. . . . . . . . . . **6** fr.

4e Fascicule : **Les Lymphatiques**. *Un volume grand in-8° avec 117 figures*. . . . . . **8** fr.

TOME III. — 1er Fascicule : **Système nerveux**. Méninges. Moelle. Encéphale. Embryologie. Histologie. *(Deuxième édition, entièrement refondue.) Un volume grand in-8°, avec 265 figures*. . . . . . . . . . . . . . . **10** fr.

2e Fascicule : **Système nerveux**. Encéphale. *(Deuxième édition, entièrement refondue). Un volume grand in-8°, avec 131 figures*. **10** fr.

3e Fascicule : **Système nerveux**. Les Nerfs. Nerfs crâniens. Nerfs rachidiens. *Un volume grand in-8°, avec 205 figures*. . . . . **12** fr.

Tome IV. — 1er Fascicule : **Tube digestif**. Développement. Bouche. Pharynx. Œsophage. Estomac. Intestins. *(Deuxième édition, entièrement refondue). Un volume grand in-8°, avec 201 figures*. . . . . . . . . . . . . . . **12** fr.

2e Fascicule : **Appareil respiratoire**. Larynx. Trachée. Poumons. Plèvre. Thyroïde. Thymus. *(Deuxième édition, revue). Un volume grand in-8°, avec 121 figures*. . . . . **6** fr.

3e Fascicule : **Annexes du tube digestif**. Dents. Glandes salivaires. Foie. Voies biliaires. Pancréas. Rate. **Péritoine**. *Un volume grand in-8° avec 361 figures en noir et en couleurs*. . . . . . . . . . . . . . . **16** fr.

TOME V. — 1er Fascicule : **Organes génitaux-urinaires**. *Un volume grand in-8°, avec 431 figures*. . . . . . . . . . . . . . . **20** fr.

2e Fascicule : **Les Organes des sens**. (Sous presse.)

## COMMENTAIRE ADMINISTRATIF ET TECHNIQUE

de la Loi du 15 Février 1902

RELATIVE A LA

# Protection de la Santé Publique

PAR MM.

**Le Dr A.-J. MARTIN** ET **Albert BLUZET**

Inspecteur général de l'Assainissement
Chef des services techniques du Bureau d'Hygiène de la Ville de Paris

Docteur en Droit
Rédacteur principal au Bureau de l'Hygiène au Ministère de l'Intérieur

Un volume in-8 de 480 pages, avec une table alphabétique. Broché . . . . . **7 fr. 50**
Cartonné toile. . . **8 fr. 50**

# Traité de Physiologie

PAR

**J.-P. MORAT**
PROFESSEUR A L'UNIVERSITÉ DE LYON

**Maurice DOYON**
PROFESSEUR AGRÉGÉ A LA FACULTÉ DE MÉDECINE DE LYON

5 *volumes grand in-8°, avec figures dans le texte. En souscription.* **55** *fr.*

I. **Fonctions élémentaires.** — II. **Fonctions d'innervation.** — III. **Fonctions de nutrition.** — Circulation; calorification. — IV. **Fonctions de nutrition** (*suite*). — Digestion; respiration; excrétion. — V. **Fonctions de relation.** — **Fonctions de reproduction.**

Novembre 1903.

***Volumes publiés :***

II. — **Fonctions d'innervation**, par J.-P. MORAT. 1 vol. grand in-8°, avec 263 figures en noir et en couleurs . . . . . . . . . . . . . . . . . . . . . . . . **15** fr.

III. — **Fonctions de nutrition.** — Circulation, par M. DOYON; Calorification, par J.-P. MORAT. 1 vol. gr. in-8°, avec 173 fig. en noir et en couleurs. . . . **12** fr.

IV. — **Fonctions de nutrition** (*suite et fin*). — Respiration; excrétion, par J.-P. MORAT: Digestion; absorption, par M. DOYON. 1 vol. gr. in-8°, avec 167 grav. en noir et en couleurs . . . . . . . . . . . . . . . . . . . . . . . . . . . **12** fr.

**SOUS PRESSE :**

Tome I : **Fonctions élémentaires**

---

***Vient de paraître :***

# Traité élémentaire de Clinique Thérapeutique

**Par le Dr Gaston LYON**

Ancien chef de clinique médicale à la Faculté de médecine de Paris.

CINQUIÈME ÉDITION REVUE ET AUGMENTÉE

1 vol. grand in-8° de 1654 pages. Relié peau . . . . . . . . . . . . . . . **25** fr.

---

***Vient de paraître :***

# Formulaire Thérapeutique

PAR MM.

**G. LYON**
Ancien interne des hôpitaux
Ancien chef de clinique à la Faculté de médecine

**P. LOISEAU**
Ancien interne des hôpitaux
Ancien préparateur à l'École supérieure de Pharmacie

AVEC LA COLLABORATION DE

**E. LACAILLE**
Assistant à la Clinique médicale de la Faculté de l'Hôtel-Dieu

DEUXIÈME ÉDITION REVUE

1 *vol. in-18 tiré sur papier indien très mince, relié maroquin souple.* . . **6** *fr.*

**CHARCOT — BOUCHARD — BRISSAUD**

**BABINSKI — BALLET — P. BLOCQ — BOIX — BRAULT — CHANTEMESSE — CHARRIN CHAUFFARD — COURTOIS-SUFFIT — DUTIL — GILBERT — GUIGNARD — L. GUINON GEORGES GUINON — HALLION — LAMY — LE GENDRE — MARFAN MARIE — MATHIEU — NETTER — ŒTTINGER — ANDRÉ PETIT RICHARDIÈRE — ROGER — RUAULT — SOUQUES — THOINOT THIBIERGE — TOLLEMER — FERNAND WIDAL**

# TRAITÉ DE MÉDECINE

## DEUXIÈME ÉDITION

(Entièrement refondue)

PUBLIÉE SOUS LA DIRECTION DE MM.

| **BOUCHARD** | **BRISSAUD** |
|---|---|
| Professeur à la Faculté de médecine de Paris<br>Membre de l'Institut. | Professeur à la Faculté de médecine de Paris<br>Médecin de l'hôpital St-Antoine. |

**10 volumes grand in-8°, avec figures dans le texte**

En Souscription (Avril 1903). . . . . . . . . . . . . . **150** francs.

**TOME Ier** — 1 vol. grand in-8° de 845 pages, avec figures dans le texte : **16** fr.

*Les bactéries*, par L. Guignard. — *Pathologie générale infectieuse*, par A. Charrin. — *Troubles et maladies de la nutrition*, par Paul Le Gendre. — *Maladies infectieuses communes à l'homme et aux animaux*, par G.-H. Roger.

**TOME II** — 1 vol. grand in-8° de 896 pages, avec figures dans le texte : **16** fr.

*Fièvre typhoïde*, par A. Chantemesse. — *Maladies infectieuses*, par F. Widal. — *Typhus exanthématique*, par L.-H. Thoinot. — *Fièvres éruptives*, par L. Guinon. — *Erysipèle*, par E. Boix. — *Diphtérie*, par A. Ruault. — *Rhumatisme articulaire aigu*, par Œttinger. — *Scorbut*, par Tollemer.

**TOME III** — 1 vol. grand in-8° de 702 pages, avec figures dans le texte : **16** fr.

*Maladies cutanées*, par G. Thibierge. — *Maladies vénériennes*, par G. Thibierge. — *Maladies du sang*, par A. Gilbert. — *Intoxications*, par H. Richardière.

**TOME IV** — 1 vol. grand in-8° de 680 pages, avec figures dans le texte : **16** fr.

*Maladies de l'estomac*, par A. Mathieu. — *Maladies du pancréas*, par A. Mathieu. — *Maladies de l'intestin*, par Courtois-Suffit. — *Maladies du péritoine*, par Courtois-Suffit. — *Maladies de la bouche et du pharynx*, par A. Ruault.

**TOME V** — 1 vol. grand in-8° de 944 pages, avec figures en noir et en couleurs dans le texte : **18** fr.

*Maladies du foie et des voies biliaires*, par A. Chauffard. — *Maladies du rein et des capsules surrénales*, par A. Brault. — *Pathologie des organes hématopoiétiques et des glandes vasculaires sanguines, moelle osseuse, rate, ganglions, thyroïde, thymus*, par G.-H. Roger.

**TOME VI** — 1 vol. grand in-8° de 612 pages, avec figures dans le texte : **14** fr.

*Maladies du nez et du larynx*, par A. RUAULT. — *Asthme*, par E. BRISSAUD. — *Coqueluche*, par P. LE GENDRE. — *Maladies des bronches*, par A.-B. MARFAN. — *Troubles de la circulation pulmonaire*, par A.-B. MARFAN. — *Maladies aiguës du poumon*, par NETTER.

**TOME VII** — 1 vol. grand in-8° de 550 pages, avec figures dans le texte : **14** fr.

*Maladies chroniques du poumon*, par A.-B. MARFAN. — *Phtisie pulmonaire*, par A.-B. MARFAN. — *Maladies de la plèvre*, par NETTER. — *Maladies du médiastin*, par A.-B. MARFAN.

**TOME VIII** — 1 vol. grand in-8° de 580 pages, avec figures dans le texte : **14** fr.

*Maladies du cœur*, par M. ANDRÉ PETIT. — *Maladies des vaisseaux sanguins*, par ŒTTINGER.

**POUR PARAITRE PROCHAINEMENT :**

**TOMES IX et X**

*Maladies du système nerveux.*

---

# Traité

DE

# Technique Opératoire

PAR

**CH. MONOD**

PROFESSEUR AGRÉGÉ A LA FACULTÉ DE MÉDECINE DE PARIS
CHIRURGIEN DE L'HOPITAL SAINT-ANTOINE, MEMBRE DE L'ACADÉMIE DE MÉDECINE

ET

**J. VANVERTS**

ANCIEN INTERNE LAURÉAT DES HOPITAUX DE PARIS
CHEF DE CLINIQUE A LA FACULTÉ DE MÉDECINE DE LILLE

*2 forts volumes grand in-8°, formant ensemble 1960 pages et illustrés de 1908 figures dans le texte.* **40** *fr.*

---

# Les Tumeurs du Rein

PAR MM.

**J. ALBARRAN**
Professeur agrégé
à la Faculté de médecine de Paris.

**L. IMBERT**
Professeur agrégé
à la Faculté de médecine de Montpellier

1 vol. gr. in-8°, avec 106 fig. dans le texte en noir et en couleurs. **20** fr.

# TRAITÉ de Chirurgie d'urgence

PAR

**Félix LEJARS**

Professeur agrégé à la Faculté de médecine de Paris
Chirurgien de l'Hôpital Tenon, membre de la Société de Chirurgie

QUATRIÈME ÉDITION, REVUE ET AUGMENTÉE

**820** figures dont **478** dessinées d'après nature par le Dr **E. DALEINE** et **167** photographies originales et **16 planches hors-texte en couleurs.**

Un volume grand in-8°, de 1046 pages. Relié toile. . **30** fr.

Des additions, des remaniements importants ont été faits au texte, et des dessins inédits et des photographies originales ont enrichi encore l'illustration déjà hors de pair et universellement appréciée, qui fait de cet ouvrage un véritable Album. Enfin seize planches hors texte, en couleurs, d'après des aquarelles d'A. Leuba, représentent les temps principaux de certaines opérations : *trépanation du crâne et de l'apophyse mastoïde, entéro-anastomose; hystérectomie abdominale; entérostomie; appendicite; rupture de grossesse tubaire; colpotomie; uréthrotomie externe; cystostomie; kélotomies inguinale, crurale, ombilicale; entérectomie pour gangrène herniaire; cerclage de la rotule; suture osseuse.*

# Les Difformités acquises de l'Appareil locomoteur

PENDANT L'ENFANCE ET L'ADOLESCENCE

PAR

**Le Dr E. KIRMISSON**

Professeur de clinique chirurgicale infantile à la Faculté de médecine
Chirurgien de l'hôpital Trousseau, Membre de la Société de Chirurgie
Membre correspondant de l'*American orthopedic Association*

1 volume in-8°, avec 430 figures dans le texte . . . . . . **15** francs.

Ce volume fait suite au **Traité des Maladies chirurgicales d'origine congénitale.** 1 vol. gr. in-8° avec 312 figures et 2 planches en couleurs. (*Publié en* 1898). . . . **15** fr.

# Nouveaux Procédés d'Exploration

**LEÇONS DE PATHOLOGIE GÉNÉRALE**

Deuxième Édition revue et augmentée

PROFESSÉES A LA FACULTÉ DE MÉDECINE

PAR **Ch. ACHARD**

Agrégé, Médecin de l'hôpital Tenon

Recueillies et rédigées par **M. P. Sainton** et **M. Lœper.**

1 vol. in-8°, avec figures en noir et en couleurs. . . . . . . . . **8** fr.

**Manuel de Pathologie externe,** par MM. **RECLUS, KIRMISSON, PEYROT, BOUILLY**, professeurs agrégés à la Faculté de médecine de Paris, chirurgiens des hôpitaux. *Septième Édition entièrement refondue et illustrée de nombreuses figures*. 4 volumes in-8°. . . . . . . . . . . . . . . . . . . . . . . . . **40** fr.

*Chaque volume est vendu séparément* . . . . . . . . . . . . . . . **10** fr.

**Cours de Dermatologie exotique,** par **E. JEANSELME**, professeur agrégé à la Faculté de médecine de Paris, médecin des hôpitaux. 1 volume in-8°, avec 5 cartes et 108 figures en noir et en couleurs. . . . . . . . . . . . . . . . . . . . . . **10** fr.

**Précis d'Histologie,** par **Mathias DUVAL**, professeur d'histologie à la Faculté de médecine de Paris, membre de l'Académie de médecine. *Deuxième édition, revue et augmentée*. 1 fort volume grand in-8° de 1020 pages, avec 427 figures dans le texte. . **18** fr.

**Précis de Manuel opératoire,** par **L.-H. FARABEUF**, professeur à la Faculté de médecine de Paris, membre de l'Académie de médecine. *Nouvelle édition*. 1 volume in-8°, avec 799 figures dans le texte. . . . . . . . . . . . . . . . . . **16** fr.

**L'Anesthésie localisée par la Cocaïne,** par le Dr **Paul RECLUS**, professeur agrégé à la Faculté de médecine de Paris, chirurgien de l'hôpital Laënnec, membre de l'Académie de médecine. 1 vol. petit in-8°, avec 59 figures dans le texte. . . **4** fr.

**Traité d'Hygiène,** par **A. PROUST**, professeur d'hygiène de la Faculté de médecine de Paris, membre de l'Académie de médecine. *Troisième édition, revue et considérablement augmentée*, avec la collaboration de **A. NETTER**, professeur agrégé, et **H. BOURGES**, chef du laboratoire d'hygiène à la Faculté de médecine. 1 vol. in-8°, avec figures et cartes dans le texte, publié en 2 fascicules. En souscription. . . . . . . . . . . . . . . . . . . . . . . . **18** fr.

**Les Tics et leur Traitement** par **Henry MEIGE** et **E. FEINDEL**. Préface de M. le professeur **BRISSAUD**. 1 vol. in-8° de 640 pages. . . . . . . . . . . . . . . . . . . . . . . . **6** fr.

**Les Maladies microbiennes des Animaux,** par **Ed. NOCARD**, professeur à l'École d'Alfort, et **E. LECLAINCHE**, professeur à l'École de Toulouse. *Troisième édition, entièrement refondue et considérablement augmentée*. 2 volumes grand in-8°. . . . . . . . . . . . . . . . . . . . . . . . **22** fr.

**Les Maladies infectieuses,** par **G.-H. ROGER**, professeur agrégé à la Faculté de médecine de Paris, médecin de l'hôpital de la porte d'Aubervilliers, membre de la Société de Biologie. 1 vol. in-8° de 1520 pages publié en 2 fascicules avec figures dans le texte. . . . . . . . . . . . . . . . . . . . . . . . . . **28** fr.

# Bibliothèque Diamant

DES

## Sciences médicales et biologiques

A L'USAGE DES ÉTUDIANTS ET DES PRATICIENS

*Cette Collection est publiée dans le format in-16 raisin, avec nombreuses figures dans le texte, cartonnage à l'anglaise, tranches rouges.*

---

### DERNIERS VOLUMES PUBLIÉS

ARTHUS. — **Éléments de Chimie physiologique,** par MAURICE ARTHUS, chef du laboratoire à l'Institut Pasteur de Lille. *Quatrième édition, revue et corrigée.* 1 vol., avec figures . . . . . . . . . . . . . . . **5** fr.

— **Éléments de Physiologie,** par MAURICE ARTHUS. 1 vol. avec fig. **8** fr.

BARD. — **Précis d'Anatomie pathologique,** par M. L. BARD, professeur à la Faculté de médecine de Lyon, médecin de l'Hôtel-Dieu. *Deuxième édition, revue et augmentée.* 1 vol. avec 125 figures. . . . . **7** fr. **50**

BERLIOZ. — **Manuel de Thérapeutique,** par le Dr F. BERLIOZ, professeur à l'Université de Grenoble, directeur du bureau d'hygiène et de l'Institut sérothérapique, avec une Préface du professeur BOUCHARD, membre de l'Institut. *Quatrième édition, revue et augmentée.* 1 vol. . . . **6** fr.

— **Précis de Bactériologie médicale,** par F. BERLIOZ, avec une préface du professeur LANDOUZY. 1 vol. avec figures. . . . . . . . . **6** fr.

BROCA. — **Précis de chirurgie cérébrale,** par A. BROCA, chirurgien de l'hôpital Tenon, professeur agrégé à la Faculté de médecine. 1 vol., avec figures. . . . . . . . . . . . . . . . . . . . . . . **6** fr.

DIEULAFOY. — **Manuel de Pathologie interne,** par le professeur G. DIEULAFOY, membre de l'Académie de médecine. *Quatorzième édition entièrement refondue et augmentée.* 4 vol., avec figures en noir et en couleurs. . . . . . . . . . . . . . . . . . . . . . . . **32** fr.

LAUNOIS. — **Manuel d'Anatomie microscopique et d'Histologie,** par M. P.-E. LAUNOIS, professeur agrégé à la Faculté de médecine, médecin des hôpitaux. Préface de M. le professeur MATHIAS DUVAL. *Deuxième édition entièrement refondue.* 1 vol., avec 261 figures . . . . . **8** fr.

RUDAUX. — **Précis élémentaire d'Anatomie, de Physiologie et de Pathologie,** par P. RUDAUX, ancien chef de clinique à la Faculté de médecine de Paris, avec préface, par M. RIBEMONT-DESSAIGNES, professeur agrégé à la Faculté de Paris. 1 vol. avec 462 figures . . . **8** fr.

SPILLMANN et HAUSHALTER. — **Manuel de Diagnostic médical et d'Exploration clinique,** par P. SPILLMANN, professeur de clinique médicale à la Faculté de médecine de Nancy, et P. HAUSHALTER, professeur agrégé. *Quatrième édition entièrement refondue.* 1 vol., avec 89 figures . . . . . . . . . . . . . . . . . . . . . . . **6** fr.

THOINOT et MASSELIN. — **Précis de Microbie.** *Technique et microbes pathogènes,* par M. le Dr L.-H. THOINOT, professeur à la Faculté de médecine de Paris, médecin des hôpitaux, et E.-J. MASSELIN, médecin-vétérinaire. Ouvrage couronné par la Faculté de médecine (Prix Jeunesse). *Quatrième édition entièrement refondue.* 1 vol., avec figures en noir et en couleurs . . . . . . . . . . . . . . . . . . . . **8** fr.

WURTZ. — **Précis de Bactériologie clinique,** par M. le Dr R. WURTZ, professeur agrégé à la Faculté de médecine de Paris, médecin des hôpitaux. *Deuxième édition, revue et augmentée,* avec tableaux synoptiques et figures dans le texte. 1 volume. . . . . . . . . . . . . . . **6** fr.

# Traité de Physique Biologique

PUBLIÉ SOUS LA DIRECTION DE MM.

D'ARSONVAL
Professeur au Collège de France
Membre de l'Institut et de l'Académie de médecine.

GARIEL
Ingénieur en chef des Ponts et Chaussées
Professeur à la Faculté de médecine de Paris
Membre de l'Académie de médecine.

CHAUVEAU
Professeur au Muséum d'histoire naturelle
Membre de l'Institut et de l'Académie de médecine.

MAREY
Professeur au Collège de France
Membre de l'Institut et de l'Académie de médecine.

SECRÉTAIRE DE LA RÉDACTION

M. WEISS
Ingénieur des Ponts et Chaussées
Professeur agrégé à la Faculté de médecine de Paris

*3 vol. in-8° brochés. En souscription jusqu'à la publication du tome III.* **70** fr.

TOME PREMIER, 1 fort vol. in-8°, avec 591 fig. dans le texte. . . . . . **25** fr.
*Mécanique, Actions moléculaires. — Chaleur.*

TOME SECOND, 1 fort vol. in-8° avec nombreuses fig. dans le texte. . . **25** fr.
*Radiations. — Optique.*

SOUS PRESSE : **Tome Troisième et dernier** (*Électricité. — Acoustique*).

## COLLECTION DE PLANCHES MURALES

DESTINÉES A

# L'ENSEIGNEMENT DE LA BACTÉRIOLOGIE

PUBLIÉE PAR

## L'INSTITUT PASTEUR DE PARIS

65 planches du format 80×62 centimètres, tirées sur papier toile très fort et munies d'œillets permettant de les suspendre sur deux pitons.
*Avec texte explicatif en français, allemand et anglais.*

**Prix de la collection. 250 francs** (port en sus).
(*Les planches ne sont pas vendues séparément.*)

## CLINIQUE MÉDICALE LAËNNEC

PLANCHES MURALES DESTINÉES A L'ENSEIGNEMENT

# de l'Hématologie et de la Cytologie

PUBLIÉES SOUS LA DIRECTION DE MM.

L. LANDOUZY
Professeur de Clinique

M. LABBÉ
Chef de Laboratoire

**SANG NORMAL, SANG PATHOLOGIQUE, SERUM, CYTODIAGNOSTIC**

15 planches du format 80 × 62 centimètres, tirées en couleurs sur papier toile très fort et munies d'œillets permettant de les suspendre sur deux pitons. (*Avec texte explicatif en français, allemand et anglais.*)

**Prix de la Collection : 60 francs** (port en sus). (*Les planches ne sont pas vendues séparément.*)

# BIBLIOTHÈQUE
# d'Hygiène thérapeutique

DIRIGÉE PAR

## Le Professeur PROUST

Membre de l'Académie de médecine, Médecin de l'Hôtel-Dieu
Inspecteur général des Services sanitaires.

Chaque ouvrage forme un volume in-16, cartonné toile, tranches rouges, et est vendu séparément : **4** fr.

---

Chacun des volumes de cette collection n'est consacré qu'à une seule maladie ou à un seul groupe de maladies. Grâce à leur format, ils sont d'un maniement commode. D'un autre côté, en accordant un volume spécial à chacun des grands sujets d'hygiène thérapeutique, il a été facile de donner à leur développement toute l'étendue nécessaire.

L'hygiène thérapeutique s'appuie directement sur la pathogénie; elle doit en être la conclusion logique et naturelle. La genèse des maladies sera donc étudiée tout d'abord. On se préoccupera moins d'être absolument complet que d'être clair. On ne cherchera pas à tracer un historique savant, à faire preuve de brillante érudition, à encombrer le texte de citations bibliographiques. On s'efforcera de n'exposer que les données importantes de pathogénie et d'hygiène thérapeutique et à les mettre en lumière.

---

VOLUMES PARUS :

**L'Hygiène du Goutteux**, par le Professeur PROUST et A. MATHIEU, médecin de l'hôpital Andral.

**L'Hygiène de l'Obèse**, par le Professeur PROUST et A. MATHIEU.

**L'Hygiène des Asthmatiques**, par E. BRISSAUD, professeur à la Faculté de Paris, médecin de l'hôpital Saint-Antoine.

**L'Hygiène du Syphilitique**, par H. BOURGES, préparateur au laboratoire d'hygiène de la Faculté de médecine.

**Hygiène et Thérapeutique thermales**, par G. DELFAU, ancien interne des hôpitaux de Paris.

**Les Cures thermales**, par G. DELFAU, ancien interne des hôpitaux.

**L'Hygiène du Neurasthénique** (*Deuxième édition*) par le Professeur PROUST et G. BALLET, professeur agrégé, médecin des hôpitaux de Paris.

**L'Hygiène des Albuminuriques**, par le Dr SPRINGER, chef du laboratoire de la Faculté de médecine à l'hôpital de la Charité.

**L'Hygiène des Tuberculeux**, par le Dr CHUQUET, ancien interne des hôpitaux de Paris, médecin consultant à Cannes, avec une préface du Dr DAREMBERG, correspondant de l'Académie de médecine.

**Hygiène et Thérapeutique des Maladies de la Bouche**, par le Dr CRUET, dentiste des hôpitaux de Paris, avec une préface du Professeur LANNELONGUE, membre de l'Institut.

**L'Hygiène des Diabétiques**, par le Professeur PROUST et A. MATHIEU, médecin de l'hôpital Andral.

**L'Hygiène des Maladies du Cœur**, par le Dr VAQUEZ, professeur agrégé à la Faculté de médecine de Paris, médecin des hôpitaux, avec une préface du Professeur POTAIN, membre de l'Institut.

**L'Hygiène du Dyspeptique**, par le Dr LINOSSIER, professeur agrégé à la Faculté de médecine de Lyon, membre correspondant de l'Académie de médecine, médecin à Vichy.

**Hygiène thérapeutique des Maladies des Fosses nasales**, par MM. les Drs LUBET-BARBON et R. SARREMONE.

# Revue de Gynécologie et de Chirurgie Abdominale

Paraissant tous les deux mois

SOUS LA DIRECTION DE

**S. POZZI**

Professeur de clinique gynécologique à la Faculté de médecine de Paris
Chirurgien de l'hôpital Broca, Membre de l'Académie de Médecine.

*Secrétaire de la Rédaction :* **F. JAYLE**

---

La *Revue de Gynécologie et de Chirurgie Abdominale* est publiée en 6 fascicules de chacun 160 à 200 pages, et forme, chaque année, un fort volume très grand in-8°.

---

**ABONNEMENT :** FRANCE. **28** fr. UNION POSTALE, **30** fr.

---

# Nouvelle Iconographie de la Salpêtrière

***Fondée en 1888 par J.-M. CHARCOT***

PUBLIÉE SOUS LA DIRECTION DES PROFESSEURS

**F. RAYMOND** **A. JOFFROY** **A. FOURNIER**

PAR

**PAUL RICHER** **GILLES DE LA TOURETTE** **ALBERT LONDE**

SECRÉTAIRE DE LA RÉDACTION : **HENRY MEIGE**

---

*Prix de l'abonnement annuel :* PARIS, **25** fr. DÉPARTEMENTS, **27** fr. UNION POSTALE, **28** fr.

---

# REVUE NEUROLOGIQUE

ORGANE OFFICIEL DE LA SOCIÉTÉ DE NEUROLOGIE

RECUEIL SPÉCIAL D'ANALYSE DES TRAVAUX CONCERNANT LE SYSTÈME NERVEUX ET SES MALADIES

SOUS LA DIRECTION DE

**E. BRISSAUD et P. MARIE**

SECRÉTAIRE DE LA RÉDACTION : **D^r^ Henry MEIGE**

*Paraissant le 15 et le 30 de chaque mois.*

La **Revue neurologique** est le seul organe français qui analyse tous les travaux français et étrangers concernant le Système Nerveux et ses maladies.

*Prix de l'abonnement annuel :* PARIS ET DÉPARTEMENTS, **30** fr. UNION POSTALE, **32** fr.

---

La **Revue Neurologique** et la **Nouvelle Iconographie de la Salpêtrière** sont les deux seules publications françaises qui s'occupent exclusivement des maladies du système nerveux. Elles se complètent l'une par l'autre, la première, sous la direction des créateurs de cette science en France, donnant l'ensemble de tout ce qui paraît en Neurologie ; la seconde, choisissant dans les affections neuro-pathologiques les cas les plus intéressants et les plus typiques pour les décrire et les fixer par l'image, doublant ainsi l'utilité scientifique d'un intérêt artistique.

# Encyclopédie Scientifique des Aide-Mémoire

PUBLIÉE SOUS LA DIRECTION DE

## H. LÉAUTÉ

Membre de l'Institut

**Au 1er Novembre 1903, 330 VOLUMES publiés**

Chaque ouvrage forme 1 volume petit in-8°, vendu :

Broché . . . . . **2 fr. 50** | Cartonné toile. . . . . **3 fr.**

*Derniers volumes parus dans la section du* **Biologiste :**

***Photothérapie, La Lumière, agent biologique et thérapeutique***, par A. Chatin, préparateur chef adjoint du Laboratoire d'Electrothérapie à l'hôpital Saint-Louis et M. Carle, ancien chef de clinique des maladies cutanées à la Faculté de médecine de Lyon.

***Moustiques et Maladies infectieuses***, *Guide pratique pour l'étude des moustiques*, par les Drs Edmond et Etienne Sergent, de l'Institut Pasteur de Paris, avec une préface du Dr E. Roux.

***Le liquide céphalo-rachidien. Ponction lombaire et cavité sous-arachnoïdienne***, par J.-A. Sicard, chef de clinique à la Salpêtrière.

***L'énergie de croissance et les lécithines dans les décoctions végétales***, par M. le Dr Springer.

***Les épanchements pleuraux liquides***, par P. Le Damany, professeur à l'Ecole de médecine de Rennes.

***L'Oxyde de carbone*** (Hygiène expérimentale), par N. Gréhant, professeur au Muséum.

***L'Insuffisance surrénale***, par E. Sergent, ancien interne, médaille d'or des Hôpitaux, et L. Bernard, chef de clinique adjoint à la Faculté.

***L'Alcoolisme et la Lutte contre l'Alcool en France***, par le Dr Romme, préparateur à la Faculté de médecine de Paris.

***La Lutte sociale contre la Tuberculose***, par le Dr Romme.

***La Rage***, par le Dr Auguste Marie, directeur de l'Institut antirabique de Constantinople, ancien Interne des Hôpitaux de Paris, avec une préface de M. le Dr E. Roux, membre de l'Institut, sous-directeur de l'Institut Pasteur.

***L'Insuffisance hépatique***, par A. Gouget, médecin des hôpitaux.

***Maladies des Organes respiratoires*** : *Méthode d'exploration ; signes physiques*, par le Dr Léon Faisans, médecin de l'hôpital de la Pitié. 2e *édition*.

***Examen et Séméiotique du Cœur*** : *Signes physiques*, par le Dr Pierre Merklen, médecin de l'hôpital Saint-Antoine. 2e *édition*.

***Aliénés méconnus et condamnés***, par les Drs F. Pactet, médecin en chef de l'Asile de Villejuif et Henri Colin, médecin des Asiles de la Seine et de l'Asile d'aliénés criminels de Gaillon. 2 vol. I. *Les aliénés devant la justice*. — II. *Les aliénés dans les prisons*.

***Technique bactériologique***, par R. Wurtz, professeur agrégé, médecin des hôpitaux de Paris. 2e *édition, revue et augmentée*.

***Maladies des Voies urinaires***, par P. Bazy, chirurgien des hôpitaux. 2e *édition*. 4 vol.

***La Péritonite tuberculeuse***, par le Dr G. Maurange.

***L'Analyse biologique des Eaux potables***, par le Dr J. Gasser.

***Notions de Laryngoscopie*** utiles aux médecins, par J.-F. Collet.

***Précis élémentaire de Dermatologie*** en 5 volumes, par L. Brocq, médecin des hôpitaux, et L. Jacquet, ancien interne de Saint-Louis. 2e *édition*.

***Les Poisons de l'Organisme***, par A. Charrin, professeur agrégé, médecin des hôpitaux, directeur adjoint du laboratoire de Pathologie générale, assistant au Collège de France. 3 vol.

***La Syphilis***, par le Dr Vouzelle, ancien interne des hôpitaux. I. *Chancre et syphilis secondaire*. — II. *Syphilis tertiaire*.

***Dysenterie aiguë et chronique***, par A. Galliot, médecin en chef résident à l'hôpital maritime Saint-Mandrier de Toulon. 2 vol. I. *Symptomatologie, Traitement, Prophylaxie*. — II. *Etiologie, Bactériologie, Anatomie pathologique*.

**Les Catalogues spéciaux de l'Encyclopédie Léauté (Section du Biologiste, Section de l'Ingénieur) sont envoyés sur demande.**

51492. — Imprimerie Lahure, 9, rue de Fleurus, à Paris.

www.ingramcontent.com/pod-product-compliance
Ingram Content Group UK Ltd.
Pitfield, Milton Keynes, MK11 3LW, UK
UKHW012106240726
13965UKWH00004B/1570

9 782013 577830